AF500759

MANUEL PRATIQUE

DE

L'HYDROTHÉRAPIE.

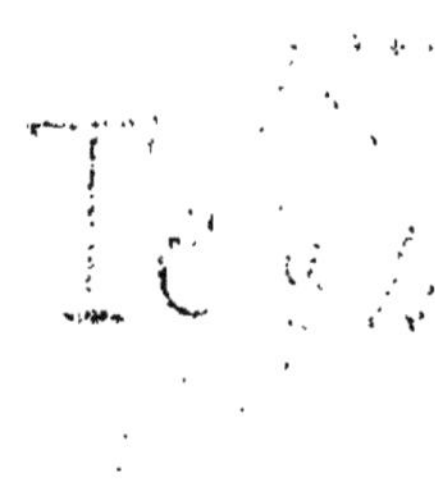

MANUEL

DE

L'HYDROTHÉRAPIE

A L'USAGE DES MALADES,

PAR LE DOCTEUR **LUBANSKI**,

Directeur de l'établissement hydrothérapique du château de Longchêne, à St-Genis-Laval, (près Lyon).

Ancien directeur de l'établissement hydrothérapique de Pont-a-Mousson, ancien rédacteur en chef des *Annales d'obstétrique des maladies des femmes et des enfants*, lauréat de l'Académie nationale de médecine de Paris, membre de l'Académie des sciences de Dijon et de Nancy, de la Société médicale d'émulation de Paris et de Lyon, de la Société médico-chirurgicale de Montpellier, de la Société nationale de médecine de Lyon, de la Société de médecine de Nancy, de celle d'Anvers, etc., etc., etc.

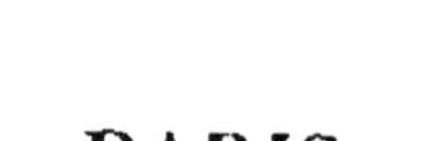

PARIS,

GERMER-BAILLIÈRE,

Rue de l'École-de-Médecine, 17.

1852.

INTRODUCTION.

Occupé d'hydrothérapie depuis bientôt dix années, je crois avoir payé mon tribut à la science par quelques écrits qui ont reçu un accueil favorable du public médical. On m'a su gré d'avoir cherché à introduire dans la pratique de l'hydrothérapie les principes généraux de l'art de guérir, et de m'être efforcé à présenter sous son jour véritable la valeur de cette méthode, par une relation impartiale des faits que j'ai eu l'occasion d'observer. C'est parce que je me suis mis ainsi en règle vis-à-vis de mes confrères, que je pense être suffisamment autorisé à consacrer ce nouveau travail à l'usage exclusif des malades.

Ce petit livre leur est donc spécialement destiné; je désire qu'il leur soit utile. Cependant, qu'on ne s'y trompe point, je n'ai pas la prétention d'apprendre aux gens du monde à reconnaître leurs maladies, à juger si contre ces maladies le traitement hydrothérapique peut être appliqué avec avantage, et moins encore, de leur enseigner à se traiter eux-mêmes. Le nombre considérable de ces ouvrages, qui prétendent faire faire de la médecine sans médecins, et le nombre toujours croissant de ces derniers, démontrent suffisamment la stérilité de pareilles entreprises. Ce que j'ambitionne pour mes lecteurs, ce n'est pas, qu'étant malades, ils puissent se passer de médecin, mais qu'ils soient à même de bien comprendre et de bien exécuter les conseils qu'ils en auront reçus.

La pensée de ce livre m'a été inspirée par les malades eux-mêmes. J'ai vu bon nombre d'entre eux cherchant à apprécier l'action de moyens dont je leur prescrivais l'usage; j'en ai vu d'autres fort incertains au début de la manière d'appliquer quelques-uns de ces moyens, malgré les explications précises et détaillées que je m'efforçais de leur donner; je les ai vus tous, désirant avoir un guide, où il fut possible de puiser à chaque moment les instructions nécessaires à la pratique de l'hydrothérapie.

Je crois donc faire une chose opportune en publiant ce livre, que j'intitule : *Manuel pratique de l'Hydrothérapie à l'usage des malades*. Je m'appliquerai à le faire clair, court, et cependant aussi complet que possible; trois qualités indispensables dans une publication de cette nature. Je ne me dissimule point combien il est difficile de joindre la concision à la clarté, dans un écrit où on parle médecine, et où l'on voudrait cependant éviter le langage technique de la science. On me tiendra compte, je l'espère, de cette difficulté, que, du reste, je chercherai à vaincre de mon mieux.

J'ai cru pouvoir adopter, pour cette publication, la forme épistolaire, plusieurs motifs m'ont déterminé à lui accorder la préférence. D'abord, la plupart de ces lettres existaient dans mes cartons, elles conservaient l'empreinte du temps auquel je les avais écrites, j'y trouvai ainsi de l'avantage pour la partie historique de ce travail. Puis, le style épistolaire permet un certain laisser aller qui diminue la sécheresse d'un œuvre de la nature de celui que je publie, et en rend la lecture moins aride. Cette forme d'ailleurs ne diminuera en rien l'exactitude des détails que je dois exposer. Ils n'en seront peut-être que mieux compris et plus facilement retenus. Et s'il en est ainsi, j'aurai atteint mon but, puisque j'aurai popularisé l'hydrothérapie auprès des gens du monde, auxquels j'aurai rendu de cette manière un service incontestable.

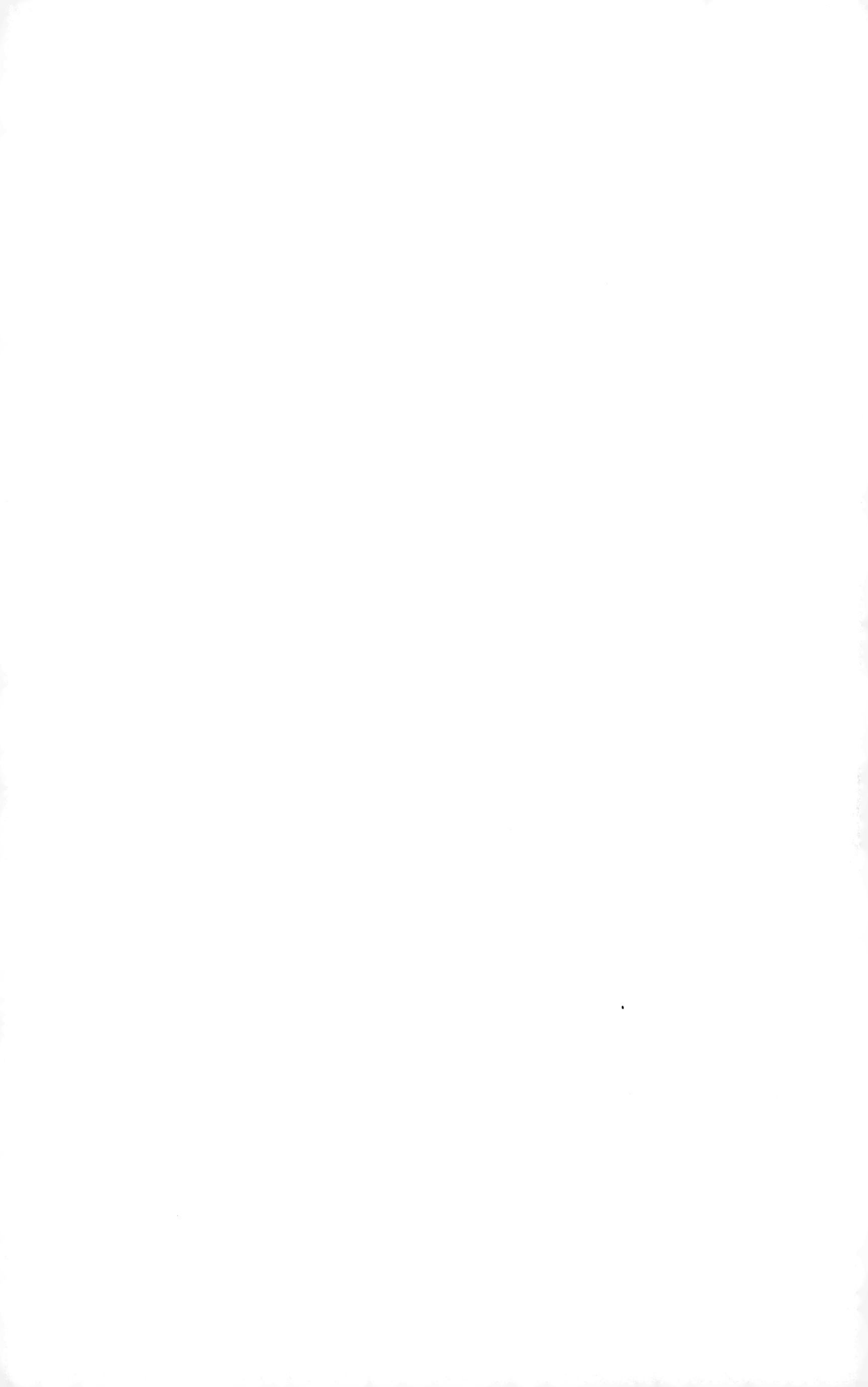

MANUEL PRATIQUE

DE

L'HYDROTHÉRAPIE.

Première Lettre.

A Monsieur le docteur N.

COMMENT JE FUS AMENÉ A L'ÉTUDE DE L'HYDROTHÉRAPIE.

Paris, novembre 1842.

Je vous avais promis, cher confrère, de vous rendre compte de la position du malade chez lequel je vous avais conduit au commencement de l'hiver dernier, pendant votre court séjour à Paris. Vous avez déjà supposé plus d'une fois peut-être que j'avais oublié mes engagements; il n'en est rien cependant, j'y ai souvent pensé, et il n'en pouvait pas être autrement, puisque c'étaient des engagements pris envers vous, et parce que je ne suis pas dans l'habitude d'oublier mes amis.

Vous rappelez-vous ce pauvre patient, qui vous avait inspiré tant d'intérêt et tant de compassion? Vous rappelez-vous, dans tous ses détails, sa déplorable position? Hélas!

tant de tableaux affligeants vous passent sans cesse devant les yeux, tant de misères humaines ont depuis ce temps plus d'une fois attristé votre cœur! Il se pourrait donc que le souvenir de celle dont je vous avais rendu témoin, se soit un peu effacé de votre mémoire.

Notre malade portait, s'il vous en souvient, depuis une douzaine d'années, un *eczéma* très intense qui envahissait toute la surface du corps et qui ravageait principalement le visage et les mains. La peau tout entière ne formait qu'une vaste plaie, toujours ouverte, toujours saignante, parce que toute la patience du pauvre malade ne lui suffisait point pour le faire résister au besoin de se déchirer, tant étaient vives les démangeaisons qu'il éprouvait. Et si parfois cette cruelle souffrance s'apaisait, si le malade jouissait d'un peu de calme, sa peau se recouvrait aussitôt de croûtes épaisses, d'un aspect repoussant.

La santé générale, vous l'avez vu, avait reçu une cruelle atteinte. Tant de nuits sans sommeil, tant d'années d'atroces souffrances, tant de médicaments consommés à diverses époques de cette malheureuse affection, avaient fini par ruiner cette constitution si vigoureuse, par altérer presque cette belle intelligence. Vous l'avez vu, ce malheureux martyr d'une maladie désespérante, affaissé sous le poids de son chagrin, demandant à Dieu la fin de ses douleurs au prix même de son existence. Vous l'avez entendu, repoussant toute espérance, et ne me demandant que quelques soulagements passagers, à moi, appelé auprès de lui bien plus à titre d'ami qu'à celui de médecin, puisque j'étais à peu près le vingtième à lui donner des soins, et puisque j'arrivais après tant de célébrités de notre époque, après lesquelles je ne pouvais guère me flatter de réussir.

Aussi m'étais-je empressé de profiter de votre apparition à Paris pour réclamer votre concours; parce que je savais, d'ancienne date, que quiconque s'adresse à vous, est certain de trouver bon accueil, et des conseils bienveillants et éclairés. Vous avez été effrayé vous-même de cette malheureuse situation. Vous avez été affligé en voyant, par la longue liste des moyens inutilement mis en usage, que tous les secours de l'art avaient été épuisés. Je me rappelle votre perplexité lors de cette conférence que nous eûmes après avoir examiné notre malade. « Une seule ressource reste encore, me dites-vous alors; cette ressource c'est l'hydrothérapie. Elle produit, dit-on, car je n'en connais guère que le nom, elle produit des modifications profondes dans toute l'organisation. Or, il est évident que pour réussir chez l'homme confié à vos soins, il faudrait changer en quelque sorte, de fond en comble, sa nature physique. Etudiez ce traitement, et appliquez-le avec prudence. Peut-être serez-vous plus heureux que vous n'osez l'espérer. Le malade se prêtera à la tentative; il a trop souffert pour reculer, et il a trop grande confiance en vous pour craindre les inconvénients ou les dangers d'une nouvelle médication que vous vous chargerez de lui appliquer. »

Votre langage, je dois en convenir aujourd'hui, m'avait rendu confus. Je puis vous en dire la cause, gardez-moi le secret. En plus d'une occasion, j'avais ri de cette nouvelle méthode de traitement dont vous me proposiez l'usage. Je ne la connaissais pas, il est vrai, je le confesse avec humilité; mais j'en riais, parce qu'il me semblait exorbitant qu'on s'imaginât de guérir avec de l'eau, des maladies qui avaient résisté à tant de médicaments énergiques. Et puis le souvenir de ce docteur Sangrado que vous savez, avait plus d'une fois excité ma verve juvénile.

Cependant, vos paroles ont éveillé un doute dans mon esprit, ce doute m'a déjà rendu un peu honteux de la légèreté avec laquelle je m'étais permis de juger une méthode curative que je n'avais pas étudiée. J'ai voulu réparer ma faute, et je me suis mis courageusement à lire tout ce qui avait paru sur l'hydrothérapie, soit en France, soit en Allemagne.

Grâces vous soient rendues, cher confrère; d'un mot vous avez ébranlé mon scepticisme, et si vous n'avez pas encore fait de moi un médecin hydropathe, vous m'avez au moins rendu le service de pouvoir parler de cette méthode en connaissance de cause; vous avez fait plus que tout cela, je vous dois le plus beau succès que j'aie obtenu.

Succès! je n'ose prononcer ce mot, de peur que cela ne me porte malheur. Cependant, c'est bien la vérité. Oui, succès, puisque notre malade est guéri; il est guéri par l'hydrothérapie. Voilà près de six mois que ce résultat se maintient, et je n'y suis pas encore habitué; je n'ose presque croire à sa durée.

Voici comment j'ai suivi vos conseils, et comment je suis récompensé, une fois de plus, pour m'être fié à vos lumières. Peu de temps après votre départ, aussitôt que j'ai pu acquérir les premières notions de la méthode, je me suis mis à l'œuvre. Dès les premiers enveloppements dans le drap mouillé, j'ai vu chez notre malade une amélioration sensible. Ce fut d'abord la santé générale qui s'en ressentit. Le calme le plus complet fit place à cette agitation fébrile dont le malade avait été sans cesse tourmenté; le sommeil devint parfait, l'appétit excellent.

Encouragé par ces premières tentatives, j'augmentais successivement l'énergie du traitement; j'employais la sudation et les immersions froides. La peau prenait un aspect de plus en plus satisfaisant, les démangeaisons diminuaient d'intensité. Le malade avait parfois des semaines entières d'une trêve complète. Son humeur changeait à vue d'œil; au physique comme au moral, c'était un homme tout nouveau.

Avec les premiers rayons du soleil du printemps, nous convînmes d'augmenter encore l'énergie du traitement en y ajoutant l'emploi des douches. Nous eûmes recours à M. le docteur Robert Latour, homme éclairé et médecin consciencieux, dirigeant l'établissement hydrothérapique qu'on venait de créer à Auteuil. C'est sous la direction de ce confrère que notre malade continua son traitement. Je suivais de loin en loin ses progrès avec le plus vif intérêt. Enfin, dès les premiers jours de juin, son rétablissement put être considéré comme complet.

Recevez donc, cher confrère, l'expression de toute notre reconnaissance pour le bon conseil que vous nous avez donné. Mon malade sait tout ce qu'il vous doit, car je ne lui ai point caché et mon hésitation et votre insistance.

Je vous promets que ce fait ne sera pas perdu pour moi. Je veux connaître toutes les ressources de l'hydriatrie en l'étudiant d'une manière sérieuse. Et si de temps en temps vous me permettez de vous en entretenir, je me ferai un devoir de vous tenir au courant de mes travaux. J'espère trouver dans cette nouvelle médication des ressources précieuses pour le traitement des affections chroniques. Et vous me connaissez assez, pour être convaincu que, je vous avouerais franchement ma déception, si mes espérances n'allaient pas se réaliser.

Deuxième Lettre.

Au colonel B.

PRIESNITZ. — GRÆFFENBERG. — ORIGINE DE L'HYDROTHÉRAPIE.

Paris, février 1843.

Vous voulez, mon colonel, connaître l'origine du nouveau mode de traitement dont je vous ai parlé et auquel je vous ai engagé à avoir recours. Je me rends très volontiers à votre désir, en vous remerciant de l'occasion que vous voulez bien m'offrir de vous être agréable.

La méthode curative à laquelle vous prenez un si juste intérêt, porte en France le nom d'HYDROTHÉRAPIE ou d'HYDROPATHIE. Choisissez entre ces deux dénominations. La première est plus correcte, la seconde a l'avantage d'être plus courte. — Hydrothérapie vient du grec, ὕδος, *eau*, τεςαπεω, *je guéris*. — Les Allemands, chez lesquels cette méthode a pris naissance, l'appellent *kaltwasserkur*, traitement par eau froide.

Rigoureusement parlant, toutes ces dénominations ne sont pas exactes, parce qu'elles ne donnent pas l'idée complète de tous les éléments qui constituent cette méthode curative. Elle a bien pour base, l'application méthodique de l'eau froide sous diverses formes; mais ce moyen seul, toute favorable que puisse être son action, ne saurait produire des résultats de quelque valeur, si ses effets immédiats n'étaient pas aidés et soutenus, par un régime alimentaire convenable, par l'exercice musculaire sagement dirigé, et par l'influence toute-puissante d'un air pur et salubre.

Vous le voyez donc: l'hydrothérapie est une méthode hygiénique par excellence, puisqu'elle consiste dans l'emploi des agents les plus puissants de l'hygiène: de l'eau, de l'air, du régime et de l'exercice.

C'est à Vincent Priesnitz, homme complètement étranger aux premières notions de toute science, simple cultivateur d'un obscur village de la Silésie autrichienne, que l'hydrothérapie doit son origine.

Les premières tentatives de cette méthode de traitement furent faites par l'inventeur sur sa propre personne, dans une maladie fort grave; conséquence d'une chute de voiture. Plusieurs côtes fracturées, des organes intérieurs sérieusement lésés, menaçaient l'existence du malade. Condamné par les hommes de l'art, il en appela aux moyens dont l'emploi lui fut inspiré par les désirs instinctifs du moment. Dévoré par une fièvre ardente, tourmenté par le feu de l'inflammation, il eut recours à l'usage extérieur et intérieur de l'eau froide. Le succès le plus complet couronna ses efforts, il dépassa les espérances de la famille et des amis, et prit, aux yeux de tous l'importance d'un miracle. C'est ainsi que plusieurs lieues à la ronde l'eau froide devint un remède héroïque et universel, et le malade, ressuscité par lui-même, acquit une confiance sans limites.

Voilà la légende de l'hydrothérapie, je vous la donne comme vraie, elle est attestée par des hommes dignes de foi et désintéressés dans la question : d'ailleurs, elle n'a rien d'invraisemblable, et je pourrai à ce sujet vous rapporter une histoire peu connue, quoiqu'elle ait eu pour objet une de nos plus grandes illustrations médicales.

« Parmi les nombreuses observations que put faire Broussais, dit M. de Montègre dans sa notice biographique, il en est une dont il me semble important de conserver le souvenir, et je crois que Broussais n'en a d'ailleurs laissé aucune trace dans ses ouvrages; il fit cette observation sur lui-même; il ne pouvait puiser à une source plus certaine les germes de la réforme. Il fut saisi à Utrecht d'un mal que, dans le langage médical de l'époque, on appelait fièvre ataxo-adynamique; une fièvre dévorante lui causait une altération insupportable; des nausées fréquentes amenaient des vomissements qui furent bientôt suivis de la diarrhée. On voulut le traiter d'après les idées régnantes, mais il refusa la médication qu'on lui proposait, et, resté seul dans sa chambre, il se réduisait à boire, selon que le besoin le lui demandait, de l'eau froide légèrement acidulée. Forcé de se lever par un froid rigoureux, il sentit l'ardeur qui le dévorait calmée par l'impression de l'air, et en quelques jours il fut parfaitement rétabli. »

Que pensez-vous de cette histoire ? Si Broussais n'avait pas été médecin ? qui sait ? Priesnitz n'eut peut-être plus eu rien à inventer. — Ne criez pas au sacrilége, le rapprochement de ces deux hommes n'a rien qui doive étonner. L'un a fait de grandes choses avec le génie et la science, l'autre n'a eu que son génie, et les noms de tous les deux sont connus aujourd'hui dans les deux hémisphères.

Personne ne saurait contester à Priesnitz une aptitude toute spéciale pour l'art médical. On ne peut s'empêcher de l'admirer en le voyant varier à l'infini les applications de l'eau froide, et diriger avec une intelligence surprenante le régime alimentaire de ses malades. On le dirait héritier de ce médecin d'autrefois, qui léguait à la postérité deux grands moyens curatifs : l'eau et le régime. Comment cet homme a-t-il compris l'importance de ces deux moyens? Comment a-t-il pu apprécier la valeur hygiénique de l'exercice musculaire, dont il fait un auxiliaire inséparable de sa médication? Quelles idées théoriques le dirigent dans l'application des agents qui composent sa méthode? Nul ne le sait, et ne le saura jamais; l'inventeur de l'hydrothérapie n'étant pas en état d'écrire, et ne parlant que peu et rarement. A le voir, cependant, accorder une importance extrême à une vie simple et active, qu'il fait mener à ses malades, et en considérant les efforts qu'il fait, dans la majeure partie des cas, pour favoriser la transpiration cutanée chez ses patients, il est permis de supposer qu'il considère les écarts de régime et le défaut d'exercice, comme les causes les plus fréquentes des maladies, et qu'il explique celles-ci, en admettant comme lésions les plus fréquentes, une altération des humeurs. Ces idées médicales sont, du reste, les plus populaires, par cela même qu'elles frappent le plus facilement les esprits et qu'elles peuvent, à la rigueur, suffire à la création de toute une théorie, sans le concours d'aucune connaissance scientifique.

Du reste, il est arrivé, pour le succès de l'hydrothérapie et pour la renommée de son inventeur, ce que saint Ignace souhaitait le plus à ses disciples. Ils ont été persécutés. Leur célébrité avait fait des envieux. Le gouvernement autrichien s'était ému de voir Priesnitz attirer un si grand nombre de malades. Ses accusateurs ne lui contestaient pas ses succès, mais ils criaient à l'imposture, en prétendant què les éponges dont il se servait étaient imbibées de substances médicamenteuses. Une commission, composée de plusieurs médecins célèbres de Vienne, fut envoyée à Græffenberg pour examiner l'application et les résultats de la nouvelle méthode. Le rapport de cette commission fut favorable à l'hydrothérapie, et non seulement l'établissement de Græffenberg fut autorisé, mais on en créa aussitôt plusieurs autres du même genre, où ce nouveau mode de traitement fut mis en pratique.

La rapidité avec laquelle a grandi, depuis cette époque, la réputation de Priesnitz, a vraiment quelque chose de surprenant, même en face des services incontestables qu'il a rendus à l'humanité. Au bout de peu d'années, on vit affluer chez lui des malades de tous les pays du monde. Sa modeste maison se transforma en un vaste établissement.

Celui-ci ne put suffire bientôt; les chaumières du hameau furent envahies. On éleva une ville pour loger les hôtes de Græffenberg. Cette ville, sous le nom de colonie, toujours peuplée, toujours animée, contient aujourd'hui, été comme hiver, des gens venus de tous les points du globe, et offre la collection la plus curieuse des affections chroniques. En 1840, l'établissement de Græffenberg, avec ses dépendances, comptait déjà plus de quinze cents malades à la fois.

De tels faits, comme vous le pensez bien, ne pouvaient pas ne pas éveiller la sollicitude des médecins; il en vint de tous côtés pour étudier le traitement du paysan de la Silésie. Aussi existe-t-il déjà un grand nombre d'écrits sur l'hydrothérapie; tous ceux qui furent à même de l'examiner sur les lieux lui rendent justice. Malheureusement, l'enthousiasme de quelques-uns les égare; à les entendre, c'en est fait de l'ancienne médecine; l'eau froide guérit tout, guérit mieux et plus souvent que tout autre moyen. Mieux vaudrait un sage ennemi.

Ces exagérations ne font qu'affaiblir l'influence des témoignages sensés et pleins de mesure que reçoit l'hydrothérapie de la part des hommes investis de la confiance publique. Et, malgré le concours de ces témoignages, les succès de Græffenberg éveillent déjà des doutes, et l'hydrothérapie ne trouve pas l'accueil qu'elle mérite auprès des corps savants faisant autorité dans la science.

En France particulièrement cette méthode curative a rencontré une très vive opposition. Non seulement on lui conteste ses succès, mais on veut dépouiller Priesnitz du mérite de l'invention. A entendre certains docteurs, l'origine de l'hydrothérapie remonte à l'antiquité la plus reculée, et si elle est tombée dans l'oubli, c'est que la raison et la saine observation en ont fait justice.

Cette manière de raisonner me paraît très vicieuse; elle pèche par la base, parce qu'il n'y a aucune analogie entre l'hydrothérapie de Priesnitz et le mode d'emploi de l'eau froide, tel qu'il a eu lieu autrefois. D'ailleurs, si l'usage de l'eau n'est pas aussi répandu parmi nous qu'il l'a été chez les anciens, c'est qu'en cela, comme sous tant d'autres rapports, nous avons gaspillé l'héritage qu'ils nous ont laissé. Eblouis par les richesses de la science moderne, nous avons oublié bon nombre de préceptes que nous avaient légués nos prédécesseurs. Revenons-y donc, puisqu'on nous fait apercevoir de notre négligence.

Vous lirez, je n'en doute point, quelques-uns des livres qui traitent de l'hydrothérapie. Méfiez-vous des exagérations que vous y rencontrerez. Cette méthode, pas plus que toute autre, ne peut être considérée comme une panacée universelle. Pour la voir sous son jour véritable, il faudrait la dépouiller de l'éclat factice dont ses partisans cherchent à l'entourer. Il faudrait l'observer avec science et avec conscience, établir sur cette base ses indications et ses contre-indications, et imprimer ainsi à son application une marche conforme aux saines lois de la physiologie et de la pathologie humaines. Ce sera là la tâche de quelques hommes de bien qui voudront s'en occuper; elle sera remplie chez nous, en France, je n'en doute point, si les travailleurs de bonne volonté trouvent quelque encouragement de la part du public.

En attendant que cela soit, vous pouvez déjà, ce me semble, mon colonel, essayer de cette médication. Ce que j'en connais en théorie, et par les résultats pratiques que j'en ai obtenus, suffit pour m'autoriser à vous donner ce conseil. Je serai heureux si je contribue ainsi à vous faire retrouver cette santé que vous avez noblement dépensée au service de votre pays, et qui est si chère à tous ceux qui ont l'honneur de vous connaître.

Troisième Lettre.

A Monsieur le docteur N.

HYDROTHÉRAPIE EN FRANCE.

Paris, octobre 1843.

J'ai été bien ébranlé, cher confrère, dans mon zèle pour l'hydrothérapie. J'allais presque oublier notre beau succès de l'année dernière et ceux que je vous ai fait connaître depuis. Mais, après tout, est-ce ma faute, je vous le demande? Ma situation n'était-elle pas des plus embarrassantes? Vous connaissez le rapport présenté à l'Académie de Médecine de Paris et adopté par cette compagnie savante. Vous savez qu'en vertu de ce réquisitoire, l'hydrothérapie a été impitoyablement condamnée. C'est une méthode connue depuis longtemps et depuis longtemps abandonnée; ce n'est, ni plus ni moins, qu'une hérésie médicale. Vous comprenez facilement combien j'ai dû être tourmenté par l'hésitation et l'incertitude, moi, disciple si zélé de la vraie école, et adorateur si fervent des saines traditions de l'orthodoxie médicale. N'est-ce pas commettre un crime de lèse-autorité scientifique que de consacrer son temps à l'étude d'une méthode réprouvée? N'est-ce pas compromettre et sa robe doctorale et son avenir que de s'avouer partisan d'un mode de traitement enfanté par le cerveau d'un profane? J'allais m'engager corps et âme dans cette voie nouvelle avec l'ardeur d'un néophyte, et voilà qu'on me crie gare de tous les côtés; sans compter que j'aperçois journellement Satan, sous forme de feuilleton, me piquant avec l'arme crochue du ridicule, et me faisant toutes sortes de grimaces en riant de moi à gorge déployée.

J'en étais là incertain, hésitant, lorsqu'une petite histoire de mon jeune âge me revint à l'esprit. On venait de créer dans mon pays une route nouvelle; elle facilitait, en raccourcissant le trajet, les communications très fréquentées entre deux points importants de ma contrée. Nos paysans n'osaient cependant s'y aventurer. C'était à qui n'en essayerait pas. On les voyait faire des détours plutôt que de s'acheminer sur cette voie de nouvelle création. Vous n'en devineriez jamais la raison ; c'est que, disaient-ils, la route n'avait pas d'ornières. Comprenez-vous? Ce souvenir m'a rendu honteux; il a fixé mes résolutions. Je me suis élancé plein de courage sur cette route inexplorée, et plus d'une fois déjà je l'ai parcourue avec bonheur. J'y ai trouvé d'ailleurs des compagnons dont l'allure soutient ma détermination. Je n'y suis point seul ; je vois à côté de moi et devant moi des hommes que dès longtempsj'ai appris à estimer, et que je suis heureux de pouvoir imiter.

L'hydrothérapie a donc fait déjà en France un pas vers la popularité. Malgré l'anathème lancé naguère par la docte compagnie, je n'ose pas dire à cause de cet anathème, elle a trouvé des défenseurs qui ont l'habitude de se faire écouter. Plusieurs essais hydrothérapiques ont été tentés avec bonheur et proclamés avec impartialité.

Un des membres les plus distingués du corps médical de Lyon, M. le docteur Bonnet, chirurgien en chef de l'Hôtel-Dieu de cette ville, a essayé, un des premiers, l'application de l'hydrothérapie contre plusieurs cas d'affections rhumatismales. Ces essais eurent lieu avec toutes les conditions possibles d'authenticité ; ils eurent pour théâtre une salle d'hôpital, et pour témoin un public nombreux, composé d'élèves et de médecins. Ils réussirent (*). M. le docteur Gibert,

(*) M. le docteur Barrier, alors chirurgien-adjoint à l'Hôtel-Dieu de Lyon, aujourd'hui chef de service du même hôpital, publia quelques-uns des résultats obtenus par M. Bonnet. La *Gazette des Hôpitaux* de 1843 contient quatre observations

médecin de l'hôpital Saint-Louis à Paris, a fait, de son côté, quelques tentatives hydrothérapiques dans le traitement des maladies de la peau. Ici encore l'heureuse influence de cette médication fut pleinement reconnue. Le rapport présenté par ce médecin devant la commission des hôpitaux annonce que l'hydrothérapie, appliquée par lui, avait amélioré, dans tous les cas, la

---

de ce genre dues à la plume de M. Barrier. Voici leurs titres :

1° Rhumatisme chronique sans altération anatomique, siégeant dans plusieurs articulations. Traitement par les bains froids. Guérison prompte et complète.

2° Rhumatisme sub-aigu datant de deux mois, sans altération anatomique, siégeant dans plusieurs articulations, avec hydropisie considérable au genou gauche. Guérison après cinq bains froids.

3° Rhumatisme chronique datant de dix ans, avec des altérations anatomiques graves et nombreuses. Traitement par les bains froids. Disparition de toutes les douleurs et de toutes les altérations.

4° Rhumatisme chronique datant de cinq mois et demi, disséminé dans diverses articulations. Guérison prompte des douleurs et de la difficulté des mouvements.

Le même article mentionne aussi l'utilité de l'hydrothérapie dans le traitement des affections scrofuleuses.

santé générale des malades; que souvent elle a suffi seule à la guérison des affections cutanées rebelles aux médications ordinaires; que, d'autres fois, elle a heureusement préparé les malades à ressentir les bons effets des médicaments (*). M. le docteur Devergie, collègue du docteur Gibert à l'hôpital Saint-Louis, l'a heureusement imité. Il vient de parler de l'hydrothérapie avec

---

(*) Voici d'ailleurs les conclusions textuelles de ce rapport :

1° Que le traitement des maladies chroniques par l'eau froide et le régime froid (en suivant plus ou moins fidèlement les pratiques mises en usage à Græffenberg) nous a donné des résultats avantageux ;

2° Que lorsqu'il est dirigé avec les soins convenables, et entouré de toutes les conditions favorables il peut, sans jamais présenter de danger pour les malades, produire des effets thérapeutiques qu'on n'avait pas pu obtenir des méthodes ordinaires ;

3° Enfin que, dans les maladies de la peau en particulier, il peut seul procurer la guérison, ou du moins concourir à la rendre plus solide, lorsqu'il est ajouté comme complément aux autres méthodes curatives.

(Paris, 5 décembre 1842).

Le traitement des malades de M. Gibert fut particulièrement dirigé par un médecin allemand, le docteur Wertheim.

éloge dans plusieurs de ses leçons faites à cet hôpital.

Le docteur Baudens vient d'appliquer cette méthode dans son service chirurgical à l'hôpital militaire du Val-de-Grâce (*), et

---

(*) Les observations publiées par M. Baudens (voir *Gazette des Hôpitaux*, 1843) sont au nombre de trois. La première, la plus remarquable, s'applique à un militaire atteint d'accidents syphilitiques de la plus grande gravité. Voici l'état de cet homme au moment où le traitement hydrothérapique allait lui être administré.

Il était (le malade, maréchal-des-logis à la garde municipale) dans l'état suivant : émaciation extrême et générale; ulcères couvrant le cinquième de l'os frontal et aboutissant à de nombreux trajets fistuleux ; l'os frontal offre une perte de substance considérable, à travers laquelle on voit les mouvements du cerveau ; huit trajets fistuleux s'ouvrent sur le tibia de la jambe droite ; des ulcères profonds siégent à la partie inférieure de la cuisse gauche, avec adhérence des tendons et rétraction de la jambe de ce côté; un pus fétide, sanieux, s'écoule des nombreux trajets fistuleux et des ulcères. Depuis un mois le malade ne peut plus marcher. Le lobule du nez, rongé, menace d'être complètement détruit. La membrane muqueuse du nez et du gosier est le siége de nombreuses et vastes ulcérations.

Le traitement de ce malheureux malade commence le 21 juin 1843, et en septembre sui-

M. le docteur Ricord en a fait usage contre quelques affections syphilitiques à l'hôpital du Midi à Paris. L'un et l'autre proclament les bons résultats de leurs tentatives et contribuent ainsi à réhabiliter cette méthode dans l'esprit des médecins.

---

vant la guérison des ulcères du nez a lieu, toutes les plaies ont un bon aspect, le malade marche sans appui. Réformé du service, ce militaire est obligé de quitter l'hôpital le 25 septembre. Toutes les fonctions, dit M. Baudens, se faisaient alors bien; les améliorations successivement obtenues étaient si marquées, que tout donnait lieu d'espérer une guérison entière et prochaine.

La seconde observation de M. Baudens se rapporte à un officier retraité, affecté depuis *quinze ans* de rhumatisme goutteux, avec ankylose complète de presque la totalité des articulations des doigts, des poignets, et de presque toutes les articulations des pieds. Le traitement hydrothérapique a été essayé chez ce militaire pendant *quinze à vingt jours*, et encore d'une manière fort incomplète; le résultat a été nul. Et pouvait-il en être autrement, au bout de si peu de temps et en face d'une affection aussi ancienne ?

La troisième observation donne l'histoire d'un capitaine d'infanterie de ligne, atteint d'un rhumatisme musculaire compliqué d'hémorrhoïdes, et annonce, comme résultat du traitement hydrothérapique, la guérison des hémorrhoïdes et un amendement bien notable des souffrances rhumatismales.

Toutefois, ce qui me paraît devoir contribuer le plus à assurer à l'hydrothérapie le rang important qu'elle est destinée à occuper, c'est, hâtons-nous de le proclamer, le concours intelligent du gouvernement. Un homme fort connu dans la science a été chargé de s'enquérir, à la source même, de la valeur des moyens curatifs de Priesnitz. C'est à M. le docteur Scoutetten, chirurgien principal des armées, que cette mission a été confiée par M. le maréchal Soult, président du conseil des ministres. A son retour de Græffenberg, M. Scoutetten a présenté un rapport des plus favorables à l'hydrothérapie, et il vient de publier, en outre, un ouvrage *ex professo* sur cette matière (*). Cet ouvrage, écrit avec un talent remarquable, doit, ce me semble, avoir un grand retentissement et un succès complet.

C'est ainsi que la cause de l'hydrothérapie, perdue en première instance devant l'Académie de Médecine, peut être considérée comme gagnée en appel devant l'opi-

---

(*) *De l'Eau sous le rapport hygiénique et médical, ou de l'Hydrothérapie.* Paris, J.-B. Baillière, 1843. — Aujourd'hui, dix ans après, l'ouvrage du docteur Scoutetten est encore sans contredit un des monuments les plus importants de la nouvelle méthode.

nion publique. Toutefois, cette victoire n'est pas encore complète. L'utilité de la nouvelle méthode ne pouvant plus être contestée, on lui suscite des embarras sur la question des limites. Oui, dit-on, l'eau froide, administrée à la manière de Priesnitz, peut bien être considérée comme un agent thérapeutique puissant; mais l'action de cet agent se borne à un nombre de cas fort restreint; mais les indications et les contre-indications de son emploi n'étant pas suffisamment déterminées, il convient d'attendre jusqu'à ce que l'expérience se soit prononcée. C'est justice. Cependant, quand on fait appel à l'autorité de l'expérience, il est nécessaire de lui fournir les éléments indispensables à sa production. Ce serait donc le cas de créer un service spécial dans un des hôpitaux de Paris, et d'y appliquer le traitement hydrothérapique avec toutes les conditions exigées par les droits de l'humanité et de la science. C'est ainsi qu'on fait en Autriche et en Prusse; c'est ainsi qu'on procède en Suisse, dans le canton de Berne, où l'administration des hôpitaux envoie annuellement bon nombre de malades à l'établissement de Meyringen. En France, on laisse cette tâche, aussi difficile qu'importante, aux médecins livrés à la pratique de l'hydrothérapie dans des établissements spéciaux. Espérons que cette tâche sera remplie avec zèle et persévérance. Espérons que le nombre de ces établissements ne tardera pas à se multiplier et que nous verrons à leur tête des hommes d'intelligence, de dévouement et de conviction (*).

Quatrième Lettre.

A Monsieur le docteur N.

DE L'ACTION DU FROID ET DE LA RÉACTION QUI LUI SUCCÈDE.

Pont-à-Mousson, décembre 1844.

Il y a bien longtemps, cher ami, que je ne vous ai parlé de mes tendances hydrothérapiques; je tiens cependant à vous mettre au courant de mes études en ce genre.

Depuis le rétablissement vraiment mira-

(*) Huit ans après, le dévouement de ces hommes, dans le nombre desquels je me fais l'honneur de me compter, a été récompensé. L'Académie de Médecine est revenue sur son premier jugement; elle a officiellement reconnu l'utilité et l'importance pratique de l'hydrothérapie.

culeux du malade aux souffrances et à la guérison duquel je vous avais initié; depuis les essais réitérés qu'on a faits en France de l'application de l'hydrothérapie, essais dont je vous ai fait connaître les succès; depuis la publication de l'ouvrage du docteur Scoutetten, que j'ai signalé à votre attention, et que vous avez déjà lu et médité, cette nouvelle méthode médicale m'a paru digne de toute attention; un traitement aussi puissant demandait à être sérieusement étudié.

L'intérêt de l'humanité et le désir de contribuer, pour ma petite part, à l'agrandissement des ressources de notre art, me donnèrent la pensée de me mettre au-dessus de tous les préjugés, de tous les sarcasmes même qui accablaient la pauvre hydrothérapie et ses adeptes. J'étais donc décidé à tout braver; un événement heureux est venu fixer irrévocablement cette détermination.

Il y a plus d'un an, un de mes amis, ancien colonel de la Grande Armée, ayant largement payé de sa personne dans les guerres de l'Empire, et en ayant rapporté des rhumatismes et une foule d'autres misères, se trouvait dans un état fort alarmant. J'eus la témérité de lui conseiller l'hydrothérapie, et il eut le courage de suivre ce conseil, au grand désespoir de sa famille et de ses amis, qui redoutaient pour lui ce nouveau mode de traitement. Moi-même, je l'avoue, je tremblais en pensant à la responsabilité que j'assumais sur moi en voyant l'état dans lequel se trouvait ce malade en partant pour Pont-à-Mousson, où existait depuis deux ans un établissement hydrothérapique. Eh bien, cher confrère, le courage de cet homme et ma foi en hydrothérapie eurent leur récompense. Notre colonel nous est revenu après trois mois d'absence, rapportant non seulement une amélioration, mais une santé tellement bien rétablie, que mon parti fut pris définitivement.

Voilà comment, plusieurs circontances aidant, je vous écris datant ma lettre de Pont-à-Mousson. Je vois d'ici votre étonnement de me voir quitter ma clientèle, mes relations, et ce Paris enfin, que j'aime tant, pour venir en pleine Lorraine, entre Metz et Nancy, dans un magnifique pays, il est vrai, mais dans une toute petite ville, à l'entrée de laquelle se trouve l'établissement dont me voici maintenant le médecin : tout cela pour l'amour de l'hydrothérapie, qui, je dois vous l'annoncer, a déjà répondu à mes espérances.

Je suis donc placé dans des conditions on ne peut plus avantageuses ; je vois 50 à 60 malades à la fois, je les suis jour par jour, et j'étudie ainsi la pratique de ce traitement, qui me paraît appelé à rendre de grands services à l'humanité.

J'habite Pont-à-Mousson depuis près de dix mois. J'ai consacré ce temps à des études sérieuses. Je les ai abordées bien préparé par la lecture de tout ce qui a été publié à ce sujet, et par un voyage que j'ai fait dans le pays où l'hydrothérapie a pris naissance. J'ai visité les principaux établissements d'Allemagne et de Suisse.

Mon premier soin a été de bien comprendre le mode d'application des différents moyens dont cette méthode est composée. Je crois avoir acquis tout ce qu'on peut acquérir de ce côté. Un mémoire que je viens de présenter à la société royale des sciences de Nancy (*), et qui sera prochainement publié, renferme toutes ces notions élémentaires dont la connaissance est indispensable à quiconque se voue à l'étude de ce traitement. Vous en recevrez communication en temps opportun. J'attends de vous une critique sévère de cette première élaboration hydrothérapique. Au

(*) *De l'Hydrotérapie et de son application au traitement de quelques affections chroniques.* Paris, 1845, chez Germer-Baillière.

bout de quelques années de pratique, je publierai le recueil de mes observations. Succès et insuccès, j'enregistre tout avec le plus grand soin : je dirai tout avec la plus scrupuleuse exactitude. Plus tard viendra, comme conclusion de ces deux travaux, le résumé de mes études physiologiques ; plus tard encore... mais ne devançons pas de si loin l'avenir.

Je réponds aujourd'hui à ce que vous me disiez dernièrement sur la réaction. Vous avez raison, c'est le phénomène qui attire constamment notre attention.

Quelle que soit la manière dont l'eau froide est appliquée dans le traitement hydriatrique, l'effet immédiat qui en résulte est constamment le même.

La partie soumise à l'application pâlit, sa température baisse plus ou moins, elle devient le siége d'une sensation d'engourdissement et de constriction. Ces phénomènes, vous le comprenez bien, sont les résultats tout naturels du retrait du sang ; ils annoncent une suspension passagère de l'impulsion nerveuse et de tout ce qui constitue la vitalité ; ils sont plus ou moins intenses et plus ou moins durables, selon le degré d'énergie vitale que possèdent le malade en général et la partie soumise à l'action du froid en particulier, selon le degré de froid lui-même et la durée de son application, et enfin selon la température du corps au moment de cette application.

Après un temps plus ou moins long, ordinairement au bout de quelques minutes, la partie sur laquelle a agi le froid se réchauffe; elle rougit, elle devient d'autant plus brûlante qu'elle a été plus refroidie, et le malade y éprouve une sorte d'expansion et une sensation de turgescence. C'est que le sang et l'impulsion nerveuse y reviennent et s'y rétablissent avec la force proportionnée à la durée de leur absence. Ceci, vous le savez, est la loi générale de la nature, car cette oscillation des phénomènes, ce va-et-vient des manifestations contraires, se produit sans cesse dans l'ordre physique comme dans l'ordre moral des choses de ce monde. Ce retour de la vitalité est donc une conséquence forcée qui succède à l'effet primitif produit par l'*action* du froid. Aussi porte-t-il, à juste titre, le nom de *réaction*.

Or, chose bizarre, nous autres médecins hydropathes, ce n'est pas autant l'action que la réaction que nous recherchons dans l'application de notre méthode; elle est le but constant de nos efforts, elle doit constituer le soin principal des malades soumis à ce genre de traitement.

La condition essentielle pour obtenir une bonne réaction, c'est de proportionner le degré de température de l'eau, ainsi que la durée de son application, au degré d'aptitude particulière que possède chaque malade à réagir contre le froid. Nous jugeons à l'avance des différentes dispositions individuelles à cet égard, en tenant un compte exact de l'état présent de toutes les fonctions, et principalement de celles qui concourent le plus directement à la production de la chaleur vitale.

Cependant, quels que soient les soins que nous apportions dans cette opération, il nous est difficile parfois de ne pas tomber dans l'erreur, à cause de certaines particularités individuelles que rien ne peut faire présumer à l'avance, et dont l'expérience seule peut faire comprendre la portée. La prudence exige donc qu'on débute dans le traitement hydrothérapique avec précaution ; trop d'empressement fait souvent reculer le résultat, et c'est un devoir pour le médecin que de modérer, dans les commencements, le zèle mal entendu de certains malades.

Quelques-unes des conditions nécessaires à une bonne réaction dépendent des malades eux-mêmes. Toutes les fois que leur état de santé le permet, ils doivent y contribuer en s'imposant un exercice soutenu et varié, soit en prenant du mouvement soit en faisant pratiquer les frictions et le massage sur les parties soumises à la réfrigération. Ils concourront également à la production de la réaction en exécutant avec ponctualité tout ce qu'on leur prescrit à l'occasion de chaque moyen hydriatrique.

Ces règles sont simples, on les comprend et on les retient parfaitement. Cependant, pour frapper plus vivement l'esprit de chacun et pour les graver d'autant mieux dans le souvenir, j'ai pour habitude d'expliquer, autant qu'il m'est possible, les raisons qui les ont fait établir.

Cinquième Lettre.

A Monsieur S.

DU MODE D'EMPLOI DE DIVERS AGENTS DE L'HYDRIATRIE.

Château de Longchêne, juin 1850.

Votre lettre ne m'a plus trouvé à Pont-à-Mousson, elle est venue me chercher au château de Longchêne, à Saint-Genis-Laval, près Lyon, où j'ai établi ma résidence depuis le commencement de cette année.

Vous regretterez comme moi, Monsieur, cette bonne Lorraine et cette charmante petite ville à laquelle se rattache pour vous le souvenir de votre rétablissement, et que les bonnes relations et les excellents amis que j'y ai laissés rendent constamment présente à ma pensée.

J'ai choisi ma demeure actuelle et je l'ai appropriée à sa nouvelle destination ; c'est vous dire que j'ai mis largement à profit mon expérience du passé. Je crois avoir fondé un établissement modèle. Sous le rapport du traitement comme sous celui du confortable et de l'agrément, il ne laisse rien à désirer.

Le château de Longchêne n'est éloigné de Lyon que d'une demi-heure de chemin : il est desservi par une ligne d'omnibus qui se succèdent toutes les demi-heures. Situé au milieu d'un parc de douze hectares, il offre à l'activité de mes promeneurs des bois, des champs et des prairies, des coteaux et des vallons, le tout dans un pays ravissant, en face de la grande chaîne des Alpes, au-dessus du Rhône et des brouillards de la ville, que nous dominons complètement. J'y ai trouvé des travaux hydrauliques remarquables; ils datent du siècle passé, et les maigres bourses de nos jours n'en sauraient jamais entreprendre de pareils. Grâce à ces voûtes sans nombre, à ces conduits souterrains sans fin, nous avons près de cinq cents hectolitres d'eau dans les vingt-quatre heures. Cette eau, venant de terrains granitiques, d'une excellente qualité par conséquent, toujours fraîche, toujours limpide, vient alimenter le grand bassin, d'une contenance de dix mille hectolitres. De ce bassin au bâtiment des douches, que je viens de faire construire, nous avons une différence de niveau de neuf mètres. Vingt-sept pieds de chute pour nos douches ! Sous le rapport de la forme de celles-ci, j'ai réuni tout ce que j'ai vu en France, en Allemagne, en Suisse et en Italie ; nulle part cette réunion n'est aussi complète. Nos piscines en marbre blanc, très vastes, sont incessamment parcourues par un courant d'eau jaillissante. J'ai impitoyablement supprimé les salles des sudations, ces lieux d'empoisonnement mutuel, comme vous les appeliez ; mes malades transpirent chacun dans sa chambre, comme cela se faisait, à la satisfaction générale, à la fin de mon séjour à Pont-à-Mousson.

Tous ces détails, cher Monsieur, ne vous en apercevez-vous pas? c'est pour vous tenter. N'auriez-vous pas quelques petites indispositions au service de vos amis? L'hydrothérapie doit-elle regretter de vous avoir guéri trop bien? Ne voudriez-vous plus en essayer? En vérité, je ne vous y engage pas, mais venez nous voir; vous vous convaincrez par vous-même que, malgré tout ce que je vous ai dit de notre résidence actuelle, elle peut encore vous offrir quelques surprises.

Je n'ai point oublié la promesse dont vous voulez bien me rappeler l'accomplissement. Vous ne lisez pas les livres, dites-vous, et c'est dans ma lettre que vous voulez trouver tous les détails concernant l'application de l'hydrothérapie. Mon amour-propre d'auteur pourrait bien s'en trouver offensé, mais il trouve un grand dédommagement dans le plaisir de vous faire la concession que vous lui demandez.

Je suis donc à vous, et dès aujourd'hui je commence à m'acquitter de ma dette.

On emploie, en hydrothérapie, l'eau froide sous toutes les formes : à l'intérieur, sous forme de boissons et d'injections; à l'extérieur, sous forme de bains de toute nature, en douches, en fomentations locales et générales, en lotions, affusions, etc.

DE L'EMPLOI DE L'EAU A L'INTÉRIEUR A TITRE DE BOISSON.

L'eau froide constitue le plus ordinairement la boisson habituelle des malades. Ils en prennent aussi, hors des repas, une plus ou moins grande quantité dans le courant de la journée.

Le but qu'on se propose d'atteindre par l'emploi de ce moyen n'est pas toujours le même : quelquefois l'eau ne doit agir qu'en vertu de sa température, par l'influence stimulante que celle-ci exerce sur les parois de l'estomac; d'autres fois on compte sur l'action dissolvante et dépurative que son usage prolongé peut produire sur la masse du sang. Dans le premier cas, de petites quantités d'eau très fraîche, souvent répétées, peuvent suffire ; dans le second, on doit en prendre des doses beaucoup plus considérables. Dans les deux cas, l'eau doit être pure et de bonne qualité. Sans cette condition, au lieu de produire des effets salutaires, son usage pourrait avoir des inconvénients réels.

La quantité d'eau qui doit être bue par les malades varie aussi suivant les diverses dispositions individuelles. Les personnes dont l'estomac est faible et facilement irritable ne doivent en user qu'avec modération; elles ne pourraient supporter de grandes doses sans éprouver un dégoût prononcé, qui peut aller quelquefois jusqu'aux vomissements. Pour d'autres, chez lesquelles l'absorption de l'eau se fait difficilement, une grande quantité de ce liquide expose à des diarrhées. Cet accident, tout en étant sans gravité, doit cependant être évité, à moins qu'une raison spéciale ne le fasse considérer comme un bénéfice de la nature. Toutefois, quand même la position des malades commande l'emploi d'une grande quantité d'eau à l'intérieur, il ne faut point en user largement dès le début; il faut y arriver par degrés, en augmentant successivement la dose, et en habituant ainsi les voies digestives à la supporter.

C'est dans la matinée, l'estomac étant à jeun, qu'on boit la plus grande partie de l'eau prescrite pour les vingt-quatre heures. Or, comme on est presque toujours soumis, dans la matinée aussi, à l'action d'autres moyens hydrothérapiques, il faut qu'on ait soin de ne boire que lorsqu'on a obtenu, après l'emploi de ces moyens, une réaction suffisante. Autrement, la perte de la chaleur pourrait être trop considérable et la réaction difficile à obtenir.

La dose prescrite à chaque malade doit être prise par fractions d'un verre ou d'un demi-verre, et à des intervalles suffisamment espacés; sans cela, l'absorption de la quantité qui précède n'étant pas faite avant l'ingestion de celle qui suit, l'eau ne ferait que passer rapidement par les urines, sans exercer une action suffisante sur la masse des humeurs. Pour que cette action ait lieu, il faut que l'élimination d'une partie de l'eau se fasse par la peau, et ce résultat ne peut être obtenu qu'en prenant beaucoup d'exercice, soit par la marche, soit de toute autre manière.

Sixième Lettre.

DES LOTIONS.

Château de Longchêne, septembre 1851.

Un des moyens les plus fréquemment employés en hydrothérapie, ce sont les ablutions ou lotions du corps avec de l'eau froide. C'est par elles qu'on débute presque toujours dans l'application du traitement.

Pour pratiquer la lotion, on place le malade, complètement deshabillé, debout, au milieu d'une pièce bien close pour n'être point exposé au courant d'air. On prend deux serviettes trempées dans de l'eau à la température dont on a jugé convenable de se servir ; l'une de ces serviettes est employée par le malade lui-même, il s'en sert pour laver les parties antérieures ; avec l'autre, la personne chargée du service lave la tête, le dos, les reins, les bras et les jambes du patient. On retrempe à plusieurs reprises les linges employés à cette opération, et lorsque la surface du corps du malade a été suffisamment lotionnée, on lui jette sur les épaules un drap de toile sec, avec lequel on l'essuie et on le frictionne.

Pour les personnes impressionnables, on se sert au début de l'eau mitigée, et on ne fait la lotion que pendant quelques instants, en mouillant promptement tous les points les uns après les autres. Par la suite, on abaisse graduellement la température de l'eau, et on prolonge la durée de l'opération, qui ne va cependant jamais au-delà de quelques minutes.

Les personnes qui ne peuvent pas se maintenir debout sans point d'appui sont lotionnées devant et derrière par les bras du domestique, soit couchées sur un lit de sangles, soit appuyées sur le dossier d'une chaise. Dans ces cas particulièrement, la lotion doit se faire avec rapidité, et il faut d'autant plus insister sur la friction sèche en essuyant le malade.

Cette opération a pour but d'appeler le

sang à la peau et d'y produire tous les phénomènes de la réaction. Il en résulte que le degré de la température de l'eau, ainsi que la durée du temps pendant lequel elle est mise en contact avec les différentes parties du corps, doivent être en rapport avec le degré des forces de chaque malade. On diminue et on augmente à volonté la dose de la chaleur qu'on fait perdre au patient, en employant une plus ou moins grande quantité d'eau froide pour chaque lotion. Elle est faite quelquefois à grande eau, c'est-à-dire que les linges sont fortement trempés et renouvelés à plusieurs reprises; d'autres fois on tord les serviettes avant de s'en servir, et on pratique ainsi plutôt une friction humide qu'une véritable ablution.

Une autre manière encore de pratiquer cette opération consiste en ce qu'on appelle la *lotion par le drap mouillé*. Au lieu de lotionner toutes les parties les unes après les autres, comme nous l'avons indiqué, on recouvre d'un seul coup le corps entier du malade d'un grand drap de toile plus ou moins imbibé d'eau froide, et c'est par-dessus ce drap que les mains de l'aide pratiquent des frictions sur toute la surface de la peau. Au bout de quelques instants, l'eau dont le drap était imprégné s'échauffe et se met en équilibre avec la température du corps du patient ; on le remplace aussitôt par un drap sec avec lequel on essuie. Ce procédé, outre les effets d'une lotion ordinaire, produit un saisissement et une secousse générale. Or, cette secousse, toute passagère et rapide qu'elle soit, pourrait cependant ne pas être sans inconvénient chez quelques malades, tandis qu'au contraire, dans la majeure partie des cas, elle exerce une influence très favorable.

On pratique généralement les lotions deux fois par jour, le matin au sortir du lit et le soir en se couchant. Après la première, le malade s'habille promptement et prend de l'exercice au dehors. Après la lotion du soir, on se couche, en ayant soin de se couvrir suffisamment pour favoriser la réaction.

L'impression que fait éprouver la lotion n'est pénible qu'au premier instant ; elle s'efface d'ailleurs par l'habitude, et celle ci s'acquiert très promptement. Il est rare qu'on n'y soit pas complètement fait au bout de peu de jours, et le bien-être qu'on en éprouve est tellement évident, que bon nombre de personnes prolongent l'usage des lotions pendant de longues années. Elles constituent partie indispensable des soins de leur toilette de tous les jours, et contribuent puissamment à affermir et à maintenir leur santé.

Les lotions froides sont en effet un moyen hygiénique par excellence ; elles impriment une grande énergie aux fonctions de la peau et la font résister ainsi à l'action nuisible du froid et de l'humidité.

On n'apprécie ordinairement pas assez l'influence qu'exerce l'état de la peau sur la santé générale, et cependant il est certain qu'un trouble quelconque dans les fonctions tégumentaires ne peut avoir lieu sans que les fonctions d'autres organes ne s'en ressentent. Tantôt c'est vers la membrane muqueuse des voies aériennes que retentit cette influence ; on est sujet aux maux de gorge qui se manifestent à chaque changement de température, on s'enrhume pour le moindre souffle d'air, on tousse sans cesse, et on est obligé d'être constamment sur ses gardes tant que dure l'hiver. Tantôt c'est l'appareil de la digestion qui se trouve affecté à chaque refroidissement ; l'appétit se perd, les fonctions digestives se font mal, des diarrhées opiniâtres surviennent fréquemment. D'autres fois encore, le froid fait naître des douleurs aux articulations, des torticolis, des lumbagos, des névralgies. Et tout cela parce que les fonctions de la peau se font d'une manière irrégulière, parce que la circulation du sang dans les vaisseaux capillaires de cette membrane est faible, parce que l'exhalation insensible de la transpiration cutanée n'a pas lieu, tandis qu'au contraire la sueur coule abondamment, au moindre mouvement auquel se livrent les malades; elle mouille leurs vêtements et donne lieu aux refroidissements. Et que fait-on contre de telles indispositions? On traite les maux de gorge, de poitrine ou d'intestins, qui ne sont que les effets d'une cause dont souvent on ne s'occupe même pas; ou bien, si cette cause apparaît dans toute son évidence, vite on a recours à la flanelle; le malade se couvre de laine. Au début il s'en trouve bien, mais bientôt un seul vêtement de ce genre ne suffit plus, il le double, il le triple; mais, comme par ce moyen la cause du mal n'est pas atteinte, le mal fait des progrès, et la constitution s'altère. Les choses se passent ainsi très souvent, et si vous voulez bien recueillir vos souvenirs, vous trouverez que la maladie dont vous souffriez n'a pas suivi d'autre marche que celle que je viens de décrire. C'est que, encore une fois, dans la majeure partie des cas, les malades et les médecins eux-mêmes n'accordent pas une attention suffisante aux fonctions de la peau, ou bien, s'ils s'en occupent, ils n'opposent au dérangement qui y existe que des moyens palliatifs. La flanelle dont on recouvre le corps des malades ne remédie à rien, elle sert bien d'éponge à la transpiration qui se fait d'une manière anormale et empèche celle-ci d'être cause de rerfoidissement, mais les fonctions des téguments ne s'en trouvent pas améliorées. Pour leur rendre la régularité qu'elles ont perdue, il faut rétablir l'énergie de la circulation sanguine, il faut tonifier le tissu cutané, l'habituer aux alternatives du chaud et du froid, et le rendre ainsi inaccessible aux influences atmosphériques. L'emploi des lotions froides est sans contredit le moyen le plus puissant pour atteindre ce but. Seules, elles suffisent souvent pour changer ces dispositions maladives; et pour s'en servir il n'est pas besoin d'entreprendre un véritable traitement, il suffit d'en contracter l'habitude et de la conserver.

Entre mille exemples que je pourrais vous citer à cette occasion, je n'en veux produire qu'un seul, parcequ'il montre jusqu'à quel point peut arriver cette excessive impressionnabilité, et combien il est facile d'en triompher.

A la fin de mai de cette année, j'ai vu arriver à l'établissement un malade chez lequel cette sensibilité anormale était portée au plus haut degré ; elle l'exposait à des indispositions sans nombre, et était devenue un véritable tourment de la vie.

En effet, le moindre changement de température le rendait souffrant à l'excès, le plus petit souffle d'air l'enrhumait; jamais il ne pouvait s'arrêter à causer dans la rue; jamais, même en plein été, il ne pouvait laisser ouvrir les fenêtres de son appartement ; il sentait, disait-il, l'air froid à travers les murs de sa chambre. Privé de tous les plaisirs de la vie, retiré complètement du monde, notre malade s'évertuait en vain à combattre par tous les moyens possibles cette malheureuse disposition ; les eaux minérales de tout genre et les médications de toute espèce avaient été inutilement employées ; le patient était devenu un véritable baromètre vivant; il succombait sous le poids de vêtements dont il a fini par être obligé de se couvrir. A son arrivée chez moi il portait sur lui quatre gilets de laine et deux chemises, deux caleçons et plusieurs paires de bas, et par-dessus tout cela un gilet ordinaire et deux redingotes dont les manches et le dos étaient ouatés. Il entourait sou cou d'une bande de flanelle et de deux énormes cravates entre lesquelles était placée une feuille de ouate ; sa tête, richement garnie d'une chevelure épaisse qui lui appartenait, était couverte d'un béguin de flanelle, par dessus lequel il mettait une perruque ; celle-ci était recouverte elle-même d'un bonnet de soie noire, que le malade coiffait d'une calotte de velours fortement ouatée pendant qu'il restait à l'appartement, et qu'il remplaçait en sortant par un chapeau dont le fond était rempli de coton. La nuit, sous un nombre infini de couvertures de laine, notre malade conservait une grande partie de ses vêtements ; deux ou trois gilets de flanelle, un épais caleçon et des bas de laine, deux cravates, et enfin une prodigieuse quantité de bonnets de nuit, de calottes et de serre-têtes.

Et ne vous figurez point que je raconte une histoire faite à plaisir, ou que j'émaille mon récit de détails tirés de mon imagination afin de le rendre plus intéressant. L'invention est une faute impardonnable lorsqu'il s'agit d'un fait médical; la plus petite exagération n'est même pas permise, et une erreur involontaire ne peut point s'y glisser puisqu'il ne s'agit point d'une appréciation mais d'un simple récit de choses qu'on a vu et qui ont été vues par un grand nombre de personnes. Ne pensez pas non plus qu'il soit question d'un de ces hommes qui, à force de s'aimer et de chercher à se soigner, finissent par se rendre malades. Non, l'homme qui fait le sujet de notre histoire est un homme plein d'esprit, de tact et de sentiments qui excluent toute préoccupation d'égoïsme; il n'est arrivé à la position que nous venons de décrire, il n'a pris toutes ces nombreuses précautions dont nous avons donné les détails que forcé et contraint, après une longue lutte, contre de fréquentes indispositions, dont plusieurs fort graves. Et, d'ailleurs, le courage avec lequel il s'est soumis au traitement hydrothérapique, malgré l'excessive répugnance que ce traitement devait lui inspirer, prouve, mieux que toute chose, combien de prix il attachait à son rétablissement.

Aussi ce résultat ne s'est-il pas fait attendre. Au bout de deux mois, l'impressionabilité du malade fut complètement vaincue, il a pu reprendre, en toutes choses, les habitudes des gens en bonne santé, et celle-ci ne s'est point démentie depuis, grâce aux lotions froides dont il continue l'usage.

Dans l'éducation physique des enfants, les lotions générales jouent un rôle des plus importants. La température de l'eau qui doit servir à cet emploi sera en raison inverse de l'âge; les tous petits enfants seront lotionnés avec de l'eau tiède, et chez ceux de 7 à 8 ans, on peut déjà avoir recours à l'eau froide. L'essentiel, c'est de les habituer par degrés et de faire concorder avec ce moyen une direction convenable d'autres agents hygiéniques. Hufeland, dans son célèbre ouvrage sur l'art de prolonger la vie des hommes, recommande l'usage des lotions froides chez les jeunes sujets; ils seront reconnaissants, dit-il, toute leur vie à ceux qui leur auront fait contracter une si salutaire habitude. Tissot, dont l'autorité n'est pas moins imposante, affirme que les enfants élevés au chaud sont souvent enrhumés, pâles, languissants, bouffis, tristes, qu'ils tombent dans la consomption, meurent de bonne heure ou vivent misérables. Que de fois ai-je eu à constater la vérité de ces deux assertions! Que de fois ai-je eu à lutter contre la sollicitude maternelle mal entendue, contre ces tricots sans nombre, ces bonnets d'une épaisseur démesurée, ces rideaux qui emprisonnent le lit des enfants et empêchent la libre circulation de l'air respirable! Que de fois aussi ai-je eu à m'applaudir d'avoir ajouté l'usage des lotions froides à un régime alimentaire convenable et à l'emploi de certains exercices gymnastiques! On voit promptement, sous l'influence de ce moyen, de ce moyen seul, et sans le secours d'aucun médicament, des enfants débiles, lymphatiques, menacés de rachitisme et de scrofules, subir une véritable transformation, grandir, se développer, et acquérir en tous points les conditions d'une bonne santé et d'une vigoureuse constitution.

Septième Lettre.

(*Suite de la précédente.*)

BAINS GÉNÉRAUX. — BAINS PARTIELS. — DIFFÉRENTES APPLICATIONS LOCALES.

Je tiens une de vos lettres à la main; vous m'y parlez de vos souvenirs hydrothérapiques, et vous me dites : « Je tremble encore d'effroi et d'étonnement en pensant à vos grandes piscines, remplies d'eau si froide, dans laquelle il fallait se jeter avec la résolution du désespoir et l'abandon d'une confiance illimitée; et cependant, le premier moment de saisissement passé, on y serait resté volontiers bien plus que ne le comportait l'ordonnance. » Vous allez frissonner, Monsieur, à la lecture de ces lignes; car c'est de bains froids que je dois vous entretenir. Je crains que la réminiscence que je vais vous en donner n'ait encore moins d'attrait que la réalité, et que l'ennui des détails dans lesquels je suis obligé d'entrer ne vous fasse désirer en sortir au plus tôt. Je n'ai qu'une excuse, et à chacun de vos bâillements je vous répondrai de la plus grosse voix possible : « Vous l'avez voulu. »

Les *grands bains*, vous le savez, sont d'un emploi très fréquent en hydrothérapie. Lorsqu'on a recours à leur usage, c'est que déjà on a été suffisamment préparé à l'action du froid par les lotions. On les prend le plus ordinairement le matin au sortir du lit, avec ou sans transpiration préalable, et le soir en se couchant, lorsque la digestion du dernier repas est terminée. La durée de l'immersion n'est jamais très longue; elle est proportionnée à la dose du calorique que le malade doit perdre, et à la facilité avec laquelle cette perte peut être réparée par lui.

Ces piscines, dont le souvenir vous est si peu agréable, sont cependant très belles et très commodes. L'eau y est constamment claire et limpide ; sa fraîcheur ne varie point, grâce à son renouvellement continu. Leur dimension permet de s'y mouvoir à l'aise, voire même de s'y livrer à l'exercice de la natation. C'est pour cela que le froid qu'on y éprouve est moins sensible, parce que l'activité qu'on déploie excite la circulation du sang, et concourt ainsi à la reproduction de la chaleur que l'eau ne cesse d'enlever.

Aussi, la première impression passée, on s'y trouve agréablement ; et si en sortant du bain on maintient la réaction par les frictions et la promenade, on se sent si bien à l'aise, si léger, si disposé au mouvement, qu'on ne croit pas avoir acheté trop cher un bien-être si grand.

Il en est ainsi toutes les fois que la réaction est bonne et facile, et pour que celle-ci ne se fasse pas attendre, il faut entrer dans l'eau du bain résolument et sans hésitation. La première impression, ce saisissement et cette suffocation qu'on éprouve, sont sans inconvénient. Ce n'est pas absolument la fraîcheur de l'eau qui les provoque, car l'eau tiède produit le même effet sur quelques individus ; d'ailleurs ces effets ne durent qu'un instant. Aussi les bains sont-ils en général parfaitement supportés, même par des personnes très délicates et très nerveuses. Il arrive cependant, pour les bains du soir en particulier, que la réaction est difficile à obtenir, ou bien qu'une fois obtenue, elle ne dure point. On se réveille la nuit grelotant et transi de froid qui empêche de dormir. Quelquefois cela ne dépend que du défaut d'habitude, qui s'acquiert promptement. D'autres fois, cette tendance au refroidissement tient à une disposition particulière, dont il faut tenir compte, en rendant les bains du soir très courts, et même, s'il le faut, en y renonçant complètement.

D'autres individus pèchent par excès contraire; la réaction chez eux est trop violente, elle produit un véritable mouvement fébrile et une agitation incommode. C'est encore une indication à laquelle il convient d'obéir, en supprimant le bain du soir.

Si les bains froids pris dans les conditions ordinaires causent de la crainte et font hésiter les débutants, ceux qu'on prend après les transpirations, au moment où le corps est couvert de sueur, paraissent bien autrement effrayants. Et cependant l'impression du froid est dans ce cas beaucoup moins sensible; la température de la surface du corps est alors si élevée, que le contact de l'eau devient un plaisir. Mais cette pratique heurte tellement les idées reçues, cette transition subite du chaud au froid paraît si dangereuse, qu'on s'attend à rapporter de la piscine, si ce n'est une fluxion de poitrine ou une pleurésie, au moins un bon rhume ou une forte courbature. Il n'en est rien cependant, vous le savez, Monsieur, et par votre expérience personnelle et par ce que vous avez vu pendant plusieurs mois. Je puis vous affirmer d'ailleurs que je n'ai pas encore vu un seul accident, tout en ayant fait prendre plus de dix mille bains froids aux malades sortant de la transpiration. Cette innocuité n'a rien qui doive étonner. On ne se trouve pas ici dans les conditions ordinaires. Le passage brusque d'une température élevée à une température plus basse n'offre de danger que parce qu'il expose au refroidissement, c'est-à-dire à une perte de chaleur plus considérable qu'on n'est en état de produire dans un temps donné. Le sang se porte alors vers les organes intérieurs, où son afflux peut occasionner des accidents sérieux. On ne s'y expose point par les bains hydrothérapiques, parce qu'on n'y séjourne que juste le temps nécessaire pour y laisser l'excédant de la chaleur développée par la transpiration, et parce que d'ailleurs le mouvement auquel on se livre en sortant de l'eau entretient la circulation extérieure dans toute son énergie et empêche le sang d'abandonner la surface du corps.

Les choses ne se passent pas autrement dans les bains russes, dont l'usage est si répandu aujourd'hui ; il en est de même pour les douches écossaises, dont on se sert avec tant d'avantages dans presque tous les établissements d'eaux minérales.

Toutefois, l'administration des bains froids doit être de la part du médecin et de celle du malade l'objet d'une attention spéciale. Il faut que l'un explique bien l'importance de toutes les précautions qu'il conseille, et que l'autre s'y conforme attentivement. L'influence exercée par les bains froids, précédés de transpirations, sur l'énergie des fonctions de la peau, est immense. On a déjà comparé cette pratique à la trempe de l'acier, et il faut convenir que la comparaison ne manque pas de justesse. Et d'ailleurs, non seulement la peau vivement excitée sert ainsi de contre-poids à la surexcitation des organes intérieurs, mais encore cette perte de chaleur, à laquelle on expose l'organisme, devient pour lui un moyen d'épuration et de renouvellement, de rajeunissement j'oserais presque dire, et j'espère que je le prouverai par la suite.

Les *bains partiels* les plus usités en hydrothérapie sont : les demi-bains, les bains de siége, les bains de jambes, les bains de pieds et les bains de tête.

Les demi-bains sont en grand honneur dans l'établissement de Græffenberg; Priesnitz leur accorde une action révulsive très puissante. C'est ordinairement par les demi-bains qu'il fait commencer le traitement, et c'est par leur effet immédiat qu'il juge l'aptitude réactionnelle de chaque individu. Voici comment on y procède. Le malade, complètement déshabillé, est placé assis dans une baignoire en bois de forme ordinaire, mais très basse, pour qu'on puisse frotter aisément la moitié inférieure du corps. La baignoire ne contient qu'une très petite quantité d'eau, et c'est en trempant les mains nues dans cette eau qu'on frictionne vigoureusement le siége et les jambes. De temps en temps, on ajoute quelques verrées d'eau froide, qui, le plus souvent, est jetée par Priesnitz lui-même sur la tête et les épaules du patient; et lorsqu'on est parvenu à faire rougir et échauffer toutes les parties sur lesquelles on a pratiqué les frictions, le malade est plongé pour un instant dans un bassin d'eau froide, d'où il sort pour subir de nouveau toute l'opération du demi-bain et des frictions. On le replonge encore une fois dans le grand bain, et on alterne ainsi à plusieurs reprises les frictions dans la baignoire et l'immersion dans la piscine.

On ne sait pas au juste quelle est la pensée qui dirige Priesnitz dans l'emploi de ce moyen ; il lui donne une préférence toute spéciale dans les congestions sanguines du côté du cerveau, dans les affections nerveuses en général, et dans la faiblesse musculaire des extrémités inférieures, qui permet de craindre la paralysie des jambes. On conçoit, en effet, que la vive contraction qu'on produit ainsi dans ces parties. et les alternatives répétées de resserrement et d'expansion vasculaire qu'on y provoque, peuvent y entretenir une circulation sanguine fort active et produire ainsi des effets stimulants et révulsifs à la fois. Mais il est certain aussi qu'on peut arriver aux mêmes résultats par des voies plus courtes et moins pénibles pour les malades. Aussi, dans nos établissements en France, n'employons-nous les demi-bains que rarement. Nous n'y avons recours que lorsqu'il existe une indication positive de révulsion à opérer, et lorsque nous ne pouvons pas obtenir cet effet par l'usage des bains de siége et des bains de jambes.

Les *bains de siége*, au contraire, nous rendent constamment des services incontestables ; aussi les conseillons-nous à presque tous nos malades On les prend dans des baignoires de forme ordinaire pour cet usage, mais agencées de façon à pouvoir, au besoin, y renouveler l'eau d'une manière permanente. Cette faculté de changer l'eau ou de la laisser la même pendant toute la durée du bain, la différence dans la température de l'eau dont on se sert à cet usage, et enfin la durée du bain lui-même, varient les effets qu'on peut obtenir par l'emploi de ce moyen.

Lorsqu'il existe dans le bas-ventre quelque douleur aiguë, nous nous servons avec succès du bain de siége prolongé dans de l'eau dégourdie. L'eau du bain n'est pas renouvelée, et le malade y demeure quelquefois une heure entière. Au bout de ce temps, quelquefois beaucoup plus tôt, les douleurs s'apaisent, et le calme dure ordinairement assez longtemps. Ce moyen est précieux, surtout pour les femmes chez lesquelles il existe de vives souffrances aux époques menstruelles, et chez lesquelles les règles viennent difficilement, à cause de l'irritation spasmodique des organes du bas-ventre. Il ne faut point craindre d'y recourir au moment même où les règles ont commencé à paraître; loin de les arrêter, on en favorisera la venue en calmant l'excitation nerveuse qui rendait leur apparition difficile. On s'en sert aussi avec avantage dans les douleurs qui accompagnent chez quelques personnes l'émission des urines, et qui ne dépendent d'aucun obstacle matériel à l'accomplissement de cette fonction.

Les bains de siége très froids, dans de l'eau à courant continu, et de très courte durée, d'une à trois minutes, produisent sur la peau du bassin une vive excitation. Leur effet se borne à la surface; ils exercent donc une action révulsive très marquée, mais passagère. On les emploie avec avantage dans les cas de diarrhée, que souvent on arrête avec quelques bains de cette nature.

Les bains de siége froids et prolongés pendant cinq, dix minutes, un quart d'heure au plus, excitent non seulement la peau du bassin, mais tous les organes qui y sont contenus. Ils y rendent la circulation sanguine très active, et concourent, de cette manière, à opérer la résolution d'engorgements chroniques, et à éveiller l'action nerveuse de toutes les parties contenues dans le bas-ventre, tandis qu'en vertu de ces mêmes effets, ils dégagent d'autres parties vers lesquelles le sang avait de la tendance à se porter. On s'en trouve fort bien dans les cas de congestion du côté de la tête, dans les constipations opiniâtres, dans les anciens engorgements de la matrice, dans les affections qui dépendent de l'état hémorrhoïdaire, et dans cet état, si complexe et si varié, qui donne lieu, chez quelques jeunes filles dont la formation est difficile, à tant de maladies différentes.

Quel que soit le genre du bain de siége qui doit être administré, il ne faut jamais y avoir recours dans moins d'une demi-heure après le dernier exercice hydrothérapique qui a été employé. Il faut avoir soin d'arriver au bain après s'être suffisamment réchauffé par la promenade, en évitant cependant d'avoir trop chaud et d'être en transpiration.

En s'asseyant dans l'eau froide du bain, on éprouve un saisissement passager et qui ne présente aucun inconvénient. Quelques personnes disposées à avoir le sang à la tête peuvent ressentir cet effet avec plus de force pendant la durée du bain; on l'évite très-facilement en maintenant sur la tête une serviette trempée dans l'eau froide, que l'on renouvelle lorsque l'eau qui l'imbibe vient à être échauffée. Tant que dure le bain, il est bon de frictionner toutes les parties qui plongent dans l'eau; en en sortant, il faut s'essuyer avec soin et se remettre aussitôt en marche. C'est le cas de monter et descendre quelques sentiers inclinés, parce qu'alors les muscles de la partie inférieure du tronc sont plus activement exercés.

Les *bains de pieds* et les *bains de jambes* forment le complément des effets révulsifs que l'on a besoin de rechercher dans un grand nombre de maladies. La réaction qui succède à l'emploi de ces bains appelle le sang dans les parties inférieures et y entretient une chaleur bienfaisante. Nul moyen n'est aussi puissant à combattre le froid aux pieds, qui est l'état constant chez quelques personnes. Les bains de pieds pris le soir au moment de se mettre au lit, avec forte friction à la sortie de l'eau, m'ont souvent suffi seuls, sans le secours d'aucun autre moyen, à vaincre cette fâcheuse disposition qui obligeait tant de malades à des précautions sans nombre et souvent sans résultat. J'ai vu ainsi bien des gens, particulièrement des femmes, pouvoir renoncer à l'usage nuisible de chauffe-pieds pendant le jour et de boules d'eau chaude pendant la nuit. Ces moyens en effet, à l'emploi desquels on se laisse aller beaucoup trop facilement, loin de remédier au mal, ne font que l'augmenter, parce qu'en entretenant une chaleur artificielle dans les parties inférieures du corps, ils produisent à la longue un relâchement des tissus et affaiblissent ainsi la circulation dans ces parties. Aussi la disposition au froid s'accroît, on en souffre aussitôt qu'on reste en repos pendant quelques instants. Il n'en est pas de même lorsqu'on a recours à l'emploi de l'eau froide comme excitant de la circulation sanguine. Au bout de peu de temps celle-ci devient active et régulière, et amène avec elle un développement proportionné de la chaleur.

La réaction qui succède aux bains de pieds froids est en général fort longue à venir; on est obligé de marcher beaucoup avant qu'elle soit complètement établie. Mais lorsqu'une fois la chaleur est revenue, elle dure et permet de braver impunément le froid.

Il résulte de ce qui précède que ce genre de bains ne pourrait pas convenir dans les cas où il s'agirait de produire une révulsion prompte, comme cela a lieu quand accidentellement le sang se porte avec violence vers les parties supérieures. Dans ces cas, il convient de donner la préférence au bain tiède, pris dans de l'eau à laquelle on aura ajouté quelques poignées de moutarde et de sel de cuisine. Si je ne vous conseille pas les bains chauds qu'on a l'habitude d'employer dans de telles circonstances, c'est qu'à mon avis ils sont plus nuisibles qu'utiles. L'eau dont la température est très élevée cède une partie de sa chaleur aux tissus avec lesquels elle se trouve en contact, et cette chaleur se communique au sang, d'où il résulte nécessairement une accélération de la circulation. On peut s'en convaincre aisément en comptant les pulsations; leur nombre augmente constamment pendant quelques minutes après le bain pris à une température élevée.

La sensation qu'on éprouve en plongeant les pieds ou les jambes dans de l'eau froide est, au premier moment, très douloureuse; elle dépend de la distension forcée des vaisseaux placés dans des couches profondes de ces parties, où afflue le sang qui quitte les vaisseaux superficiels resserrés par l'action du froid. Lorsqu'on persévère pendant quelques minutes, cette sensation douloureuse se dissipe, parce que les couches profondes elles-mêmes se sont resserrées, et parce que les liquides se sont portés vers les parties plus éloignées. En persistant plus longtemps encore, et en pratiquant quelques frictions sur les parties immergées, on sent la chaleur revenir, signe certain du retour du sang et du commencement de la réaction; on n'a alors qu'à soutenir celle-ci par la marche et la course, si c'est possible.

Une précaution fort utile, c'est d'essuyer

les pieds avec le plus grand soin, autant pour hâter la réaction que pour éviter les écorchures et les crevasses qui surviennent facilement entre les doigts des pieds, si on y laisse séjourner l'humidité. Une autre précaution non moins utile aussi, c'est de porter une chaussure large, en cuir ordinaire et non verni. Sous l'influence des réactions fréquentes dont la peau des pieds est le siége, il s'y établit une transpiration plus abondante que de coutume; le vernis de la chaussure empêche l'évaporation de cette transpiration, qui mouille alors les pieds et les tient dans un état d'humidité permanent. Il n'y a point de petits détails qui n'aient leur utilité.

Les *bains de tête* sont beaucoup moins employés que les précédents. On les prend ordinairement dans de petits vases en zinc, échancrés sur un point de leur pourtour. Le malade étant couché sur son dos, le col entré dans l'échancrure du vase, trempe dans l'eau froide la partie postérieure de la tête. Ce moyen, peu commode à employer, à cause de la position qu'on est obligé de prendre, trouve d'ailleurs rarement son application. On y a cependant recours avec avantage dans quelques douleurs de tête, celles particulièrement qui occupent la partie occipitale. J'ai vu souvent, et plus souvent encore je l'ai moi-même éprouvé, qu'un bain de ce genre, pris pendant trois ou quatre minutes, procure un calme assez prolongé dans les accès de migraine; on triomphe même de l'accès si on a la patience de recommencer le bain aussitôt que la douleur se fait sentir de nouveau.

Une autre espèce de bain local, qu'on emploie rarement aussi, c'est le *bain de coude*. Priesnitz a imaginé ce bain pour arrêter le cours des inflammations occupant le poignet, la main ou les doigts. L'eau du bain où l'on plonge le coude étant très froide, resserre fortement les vaisseaux de cette partie, et constitue ainsi une sorte de ligature, qui empêche le sang de se porter avec trop d'abondance vers la partie enflammée. Ce procédé me paraît plus ingénieux qu'utile.

A côté des bains partiels on peut placer les diverses *applications locales* de l'eau froide. Quelques-unes de ces applications jouent un rôle très important dans le traitement hydrothérapique, et produisent des effets d'une utilité incontestable. C'est à l'aide de compresses mouillées qu'on applique l'eau sur les divers points isolés du corps. On distingue ces compresses en rafraîchissantes et excitantes. Les *compresses rafraîchissantes* sont celles que l'on renouvelle très souvent, et à l'aide desquelles on maintient constamment une basse température dans la partie avec laquelle elles sont mises en contact. C'est ainsi qu'on procède, en couvrant le front et la tête, dans les cas d'irritation aiguë du cerveau; c'est ainsi qu'on arrête l'inflammation des différentes articulations des membres, en les mettant continuellement sous l'influence du froid; c'est ainsi encore qu'on use de compresses froides dans un grand nombre de lésions chirurgicales, telles que les contusions, les plaies récentes, les entorses et les fractures, lorsqu'elles sont accompagnées de beaucoup d'inflammation. On comprend facilement dans ces cas l'action du froid, en se rappelant que son effet immédiat est de resserrer les tissus et d'empêcher l'afflux du sang.

Les *compresses échauffantes* exercent une action tout opposée; leur mode d'application est différent aussi. Ce sont des linges humides dont on entoure la partie malade, et que l'on recouvre d'autres linges secs, ou mieux encore d'un morceau d'étoffe imperméable, en ayant soin de faire cette double application aussi exactement que possible, afin d'empêcher tout contact de l'air et de s'opposer à l'évaporation de l'humidité. On le voit, un tel appareil ne peut être adapté qu'à des parties qui par leur position se prêtent aux conditions dont je viens de parler. Aussi les compresses excitantes ne peuvent être appliquées qu'aux membres et autour du corps en guise de ceinture; on ne s'en sert point pour la tête, les épaules, la poitrine et les hanches, parce que la situation et les usages fonctionnels de ces parties ne permettraient point de les soustraire aux différents mouvements qui en rendraient l'application imparfaite et en paralyseraient l'effet.

Les compresses échauffantes ne sont renouvelées que deux ou trois fois dans les vingt-quatre heures; on les garde jour et nuit. La partie qui en est recouverte devient promptement le siége d'une chaleur très élevée; la circulation y est fort active, et rend par conséquent très énergiques les actes vitaux qui se passent dans la trame de nos tissus. On constate cet effet par la promptitude avec laquelle s'opère l'absorption des engorgements, quelquefois fort anciens. Aussi, dans les maladies chroniques des articulations, les compresses échauffantes rendent-elles de très grands services.

La plus importante de toutes ces applications est celle qui s'adresse à la cavité abdominale, et qui porte le nom de *ceinture mouillée*. Il n'y a presque pas de malades qui ne soient soumis à l'usage de cette ceinture, parce qu'elle produit une influence incontestable sur la régularité des fonctions digestives, et parce que, dans les affections chroniques, ces fonctions se trouvent presque toujours plus ou moins lésées. D'ailleurs, la peau des parois abdominales, richement pourvue de capillaires sanguins, se prête par sa structure à cette concentration du sang, à un grand développement de la chaleur, et à la manifestation des phénomènes critiques dont on détermine l'apparition à l'aide de la ceinture.

Souvent, en effet, on voit venir, sous l'influence des compresses échauffantes, des éruptions de nature variée, des furoncles parfois très nombreux, quelquefois même des abcès. Ces phénomènes coïncident, en général, avec des symptômes d'amélioration notable dans la santé des malades; aussi les considère-t-on comme les crises locales qui jugent les maladies.

On applique quelquefois aussi les compresses échauffantes en guise de *cravate* autour du cou. Cette application se fait particulièrement pour la nuit, dans les cas d'angine commençante, accompagnée d'enrouement. Il suffit ordinairement d'une seule application pour faire avorter le mal, ou au moins pour en abréger de beaucoup la durée.

Quel que soit du reste le point sur lequel se fait l'application de ces compresses, le malade doit se rappeler que leur effet est nul, si elles ne sont pas exactement recouvertes de linge sec, si on laisse l'air pénétrer sous l'enveloppement, et si on permet à la partie enveloppée de perdre sa chaleur à mesure que celle-ci se développe. Pour obvier à ces inconvénients, les tissus imperméables en caoutchouc sont très avantageusement employés, parce qu'ils réunissent les conditions d'imperméabilité et d'élasticité qui les rendent propres à prendre la forme de la partie sur laquelle on les applique.

Huitième Lettre.

(*Suite de la précédente.*)

DE L'ENVELOPPEMENT DANS LE DRAP MOUILLÉ

Ce que j'ai eu l'honneur de vous dire des applications locales de l'eau froide peut trouver sa place à propos du procédé hydrothérapique connu sous le nom d'*enveloppement mouillé* ou de *maillot humide*. C'est encore une application rafraîchissante ou excitante ; seulement, au lieu d'être partielle, elle est générale. Voici comment on la pratique.

Sur un lit de sangles, ou bien sur un lit ordinaire, on étend une couverture large et épaisse, en calculant d'avance sa position de façon à pouvoir en envelopper le corps entier du malade, moins la tête ; sur cette couverture on déploie de la même manière un drap de toile de grandeur moyenne, trempé dans de l'eau plus ou moins froide, et plus ou moins exprimé. Le patient, complètement déshabillé, se couche sur ce lit ainsi préparé, et aussitôt on relève un des côtés du drap, puis l'autre, et on l'en enveloppe depuis le cou jusques et y compris les pieds. Aussitôt après, les deux côtés de la couverture sont également relevés l'un après l'autre ; on les serre légèrement en laissant cependant le moins d'air possible dans l'intérieur du maillot. Dans ce but, on entoure, aussi exactement que possible le cou, et on relève tout l'excédant de la partie inférieure de la couverture, qu'on replie sur les pieds ; ceux-ci se trouvent ainsi plus couverts que tout le reste du corps. Le maillot est alors complété par un lit de plume ou par un grand duvet qu'on place par-dessus la couverture et qu'on borde exactement des deux côtés et aux pieds. Pour garantir le visage du contact désagréable de la laine, on place par-dessus le lit de plume, sous le menton, une serviette douce, pliée en cravate, dont la pointe est tournée vers les pieds, et dont les deux coins sont poussés sous les épaules et sont ainsi maintenus en place. Enfin, pour rendre la position du malade moins incommode, on relève un peu sa tête, et on glisse dessous soit un oreiller de crin, soit un drap sec plié en plusieurs doubles.

Tout ceci, fait par des gens habitués à ce genre de service, s'exécute promptement et en moins de temps qu'il n'en faut pour le décrire; vous vous apercevez à peine de l'impression désagréable que peut causer le contact subit d'un drap mouillé. Cette impression est dans tous les cas, du reste, extrêmement courte; car, une fois la couverture relevée et le malade entièrement enveloppé, la sensation du froid diminue et finit par disparaître complètement.

Les phénomènes que l'on observe tant que dure cette opération diffèrent selon l'état des malades, selon la durée de l'enveloppement, et enfin selon la quantité et la température de l'eau dont le drap a été imbibé. En général, dans le commencement, la température du corps baisse considérablement, et cela non seulement dans les parties emmaillottées, mais aussi dans celles qui ne le sont pas, comme on peut s'en convaincre en appliquant la main sur le front, les joues ou les tempes. On est tout étonné de voir la figure, naguère brûlante et écarlate, comme cela a lieu le plus souvent dans les maladies aiguës, devenir aussitôt pâle et fraîche; tandis qu'il semblerait, au contraire, que cette application générale du froid, à l'exception de la tête seule, aurait dû augmenter la congestion de cette partie. Or, il n'en est rien; le ralentissement de la circulation est général, et en appliquant le doigt sur les artères temporales, on constate la diminution dans l'énergie et la fréquence du pouls. Souvent celui-ci baisse de 15 à 20 pulsations au bout de quelques instants.

Bientôt cependant la réaction commence à s'annoncer; la chaleur revient peu à peu, le pouls se relève, la figure rougit. C'est alors le moment de faire cesser l'enveloppement et de le remplacer par un nouveau drap mouillé, si on cherche à obtenir des résultats sédatifs prononcés.

C'est ainsi que vous m'avez vu procéder dans le traitement de quelques maladies aiguës, et particulièrement dans la première période des fièvres typhoïdes. A l'aide du maillot humide, vous m'avez vu conjurer le développement et les conséquences funestes de cette terrible maladie. J'ai eu depuis de fréquentes occasions de recourir au même moyen, et je puis affirmer que nul autre ne peut lutter d'efficacité avec lui. Les succès obtenus par un grand nombre de praticiens, ceux que j'ai été assez heureux pour obtenir moi-même, m'autorisent donc à déclarer que l'application de l'hydrothérapie est de beaucoup supérieure à toutes les ressources de la médecine contre les affections typhoïdes. Mais, pour que l'hydrothérapie rende ici tous les services qu'on peut en attendre, il faut qu'on y ait recours, autant que possible, dès le début de la maladie; qu'on l'applique avec courage, avec persévérance et méthode; qu'on tienne un compte exact de la température du corps et de l'état du pouls, ou, en d'autres termes, du degré de la fièvre, et qu'on proportionne au développement de celle-ci la température de l'eau, la durée et le nombre des enveloppements. Lorsqu'on a été assez heureux pour vaincre les premiers phénomènes fébriles, la maladie avorte, ou bien, si elle parcourt ses autres périodes, celles-ci sont sans gravité et se terminent rapidement.

Dans un écrit spécial sur le traitement

hydriatrique des maladies fébriles, j'ai cité un grand nombre de faits à l'appui de l'efficacité de ce traitement. Ce ne serait point le cas de vous parler en détail de ces observations; je m'en abstiens donc, non sans quelque regret cependant, tant j'ai foi dans les services immenses que peut rendre l'hydrothérapie dans le traitement d'une maladie qui fait tant de victimes et tant je voudrais faire entrer cette conviction dans l'esprit de tous les vrais amis de l'humanité.

Lorsque la réaction dans le maillot est bien établie, et lorsqu'au lieu d'effets sédatifs on se propose au contraire de produire une excitation et une révulsion générale vers la peau, on prolonge la durée de l'enveloppement, et l'on se borne à calmer l'agitation générale et à diminuer la chaleur de la tête, en maintenant autour de celle-ci des compresses froides et en faisant boire au malade de l'eau fraîche par petites gorgées souvent répétées. Au bout de peu de temps, le malaise qui accompagne les premiers instants de la réaction se dissipe, la chaleur se modère, et la détente générale s'opère par l'arrivée de la sueur. Celle-ci peut durer plus ou moins longtemps, selon que l'on prolonge plus ou moins la durée de l'enveloppement. Ordinairement on fait cesser celui-ci aussitôt que la transpiration a paru, parce que, pour les cas qui exigent des sueurs abondantes, on réserve le maillot sec, dont j'aurai à vous entretenir tout-à-l'heure. Aussitôt qu'on est débarrassé de l'enveloppement, on est lotionné avec de l'eau fraîche, ou bien on se plonge dans un bain froid; immédiatement après on s'habille et on prend de l'exercice au dehors.

L'enveloppement humide a lieu en général le matin, au sortir du lit; plus rarement on le fait dans l'après-midi. Dans quelques circonstances on y a recours plusieurs fois dans la même journée. Hors les cas de maladies aiguës, on ne pratique guère qu'un seul maillot à la fois, à moins qu'on ne cherche à apaiser par ce moyen certaines excitations nerveuses qui surviennent si souvent chez les personnes affectées de maladies chroniques. La durée du maillot varie depuis une demi-heure jusqu'à deux ou trois heures, selon le but qu'on cherche à atteindre et selon la facilité avec laquelle s'opère la réaction.

Lorsque le maillot se prolonge, il arrive ordinairement, après le premier moment de trouble, de malaise et de saisissement, un état de calme parfait et une tendance prononcée vers le sommeil. Bien des personnes tourmentées par de pénibles insomnies trouvent le repos dans l'enveloppement.

On peut se livrer sans crainte à ce besoin de dormir. Toutefois, les individus qui sont sujets aux rêves pénibles et aux secousses nerveuses lorsqu'ils dorment étant couchés sur le dos, doivent chercher à se tenir éveillés, car la position qu'ils sont obligés de conserver dans le maillot ne leur donnerait qu'un sommeil lourd et fatigant. Celui-ci aurait aussi des inconvénients chez ceux auxquels on recommande de boire de l'eau pendant la durée de l'enveloppement, on négligerait forcément de remplir cette indication, et, faute de s'y conformer, on pourrait faire manquer au maillot le but qui en avait déterminé l'emploi.

L'enveloppement dans le drap mouillé peut, avec beaucoup d'avantages, remplacer les bains domestiques, soit qu'on y ait recours dans le but d'apaiser une excitation générale résultant de veilles ou de voyages, soit qu'on s'en serve dans le seul but de propreté. La plupart des personnes qui ont suivi le traitement hydrothérapique renoncent à tout jamais aux bains tièdes, et les remplacent par le maillot humide. Il est certain que ce dernier moyen est infiniment supérieur aux bains ordinaires; il délasse mieux après la fatigue, et il rend bien plus complètement la propreté et la souplesse à la peau; il a en outre l'avantage d'être à la portée de tout le monde. Un drap de toile, une couverture de laine et un lit de plume, que l'on rencontre dans les plus modestes ménages, remplacent ici la baignoire et le chauffage, et dispensent de la peine infinie qu'il faut prendre pour remplir et vider une baignoire.

Dans les cas dans lesquels l'emploi des bains médicamenteux est nécessaire, on peut avoir recours aux enveloppements dans les draps imprégnés de la composition pharmaceutique que l'on veut mettre en usage. Ce moyen simplifie non seulement les embarras ordinaires d'un bain médicinal, mais il a en outre l'avantage d'être très économique, puisqu'on obtient absolument le même effet avec une partie infiniment moindre de liquide. Les frais d'un bain peuvent suffire à faire au moins six enveloppements; c'est donc un avantage qui n'est pas à dédaigner. Combien de fois, hélas! le médecin n'est-il pas obligé de réduire ses prescriptions et de renoncer aux moyens qui pourraient hâter le rétablissement du malade ou rendre sa position moins pénible, en face du peu de ressources dont il a à disposer!

Neuvième Lettre.

(Suite de la précédente.)

DE LA SUDATION ET DES DOUCHES.

On appelle *sudation* un procédé spécial, dont l'invention est due à Priesnitz, et qui a pour but de provoquer la transpiration. Il consiste en un enveloppement pareil à celui dont je vous ai parlé à propos du maillot humide, avec cette différence qu'ici on ne se sert point de drap mouillé et que le malade se trouve sans intermédiaire entouré de laine; aussi ce genre d'enveloppement est distingué du précédent sous le nom de *maillot sec*.

La laine est un mauvais conducteur de la chaleur, c'est-à-dire qu'elle ne se laisse que difficilement traverser par le calorique du corps avec lequel elle est en contact. C'est pour cela que dans l'hiver les vêtements de laine sont chauds, non pas qu'ils aient une chaleur propre, mais parce qu'ils ne permettent pas à la chaleur que nous produisons de s'échapper au dehors. Entourez de laine un morceau de glace, il fondra difficilement, parce que la chaleur de l'atmosphère ne peut traverser l'étoffe et forme un obstacle à la fonte du glaçon.

Qu'arrive-t-il donc lorsqu'enfermés nous-mêmes dans un maillot de laine et de plume, nous y demeurons pendant un certain temps à l'abri du contact de l'air? La chaleur que nous ne cessons de produire s'accumule autour de nous, et fait élever ainsi la température du milieu dans lequel nous nous trouvons. Cette élévation de la température crée une sorte d'étuve chauffée à nos dépens, et finit par produire l'effet ordinaire de l'étuve, la transpiration.

Cette manière de transpirer a cela de particulier qu'elle est pour ainsi dire spontanée, c'est-à-dire qu'elle n'est pas due à une cause d'excitation quelconque. Rien ne vient ici troubler nos fonctions, accélérer la circulation, ou éveiller l'action de l'influence nerveuse. Cette chaleur à laquelle nous devons l'abondante évacuation dont la peau est le siége, cette chaleur est nôtre; elle est bornée à la peau; nous ne subissons que son influence extérieure, puisque notre respiration reçoit en même temps l'air frais du dehors. Nous transpirons de la manière la plus naturelle sans déranger en rien le jeu normal de nos organes.

En effet, les premiers moments qui suivent l'enveloppement sont d'ordinaire accompagnés d'une diminution sensible dans le nombre des respirations et d'un ralentissement du pouls. Ce n'est que lorsque la température du corps est sensiblement élevée que les pulsations deviennent un peu plus fréquentes et que leur force s'accroît; mais cette augmentation dans le nombre et dans l'énergie des battements de cœur est très minime dans tous les cas, et ne dure que les quelques instants qui précèdent l'arrivée de la sueur.

Celle-ci se manifeste chez quelques individus avec une prodigieuse facilité; chez d'autres, au contraire, après plusieurs heures d'enveloppement, on obtient à peine une légère moiteur. Cette différence dépend principalement de l'état de la peau. Les personnes dont la peau est faible, chez lesquelles la circulation dans les capillaires tégumentaires est peu développée, transpirent très difficilement dans le maillot, et on ne peut obtenir chez elles des sudations, tant soit peu importantes, que lorsqu'on a donné aux téguments une énergie suffisante par l'emploi préalable d'autres moyens hydrothérapiques. D'autres, tout en paraissant réunir les conditions favorables à la transpiration, ne peuvent arriver à ce résultat, quelle que soit l'insistance qu'on mette à le rechercher. Dans ce cas se trouvent particulièrement les femmes, chez lesquelles le maillot, même très prolongé, n'amène que rarement la sueur. D'autres encore, finissent par transpirer, mais après un enveloppement tellement long, qu'il y a plus d'inconvénients que d'avantages à les soumettre à l'emploi de ce moyen. Ces dispositions particulières ne forment cependant que des exceptions; je dirai tout à l'heure comment on peut y remédier.

Le plus souvent, quelques moments après l'enveloppement, la chaleur accumulée dans l'intérieur du maillot a fait monter graduellement la température vitale. Lorsque cette température est arrivée à l'apogée de son développement, ce qui a lieu plus tôt ou plus tard, selon les diverses dispositions individuelles, la peau se couvre d'une légère moiteur, et ce moment est en général accompagné d'une espèce de détente qui s'annonce par un calme agréable et une tendance au sommeil. On se hâte alors d'ouvrir les croisées pour faire respirer au malade l'air frais du dehors, à moins que la température extérieure ne s'y oppose absolument, ou que l'aération de l'appartement n'en dispense. On commence en même temps à donner à boire de l'eau fraîche par petites quantités fréquemment renouvelées.

L'eau qu'on boit et l'air frais qu'on respire concourent ensemble à hâter l'arrivée de la sueur et à la rendre plus abondante ; mais, pour qu'il en soit ainsi, il faut avoir soin de s'en servir au moment opportun. Y recourir trop tôt, c'est manquer son but, parce que, la tendance du sang à se porter vers la peau n'étant pas encore établie, et la température du corps n'étant pas suffisamment développée, le froid de l'air et de l'eau ne fait que retarder cet effet et fait reculer au lieu de favoriser l'arrivée de la sueur.

La quantité de celle-ci, lorsque l'opération est bien conduite, est quelquefois prodigieuse. Au commencement de ma carrière hydrothérapique, en lisant les détails que l'on donne à ce sujet dans quelques ouvrages, j'hésitai, je l'avoue, à les admettre; aussi n'en parlai-je, dans mes premières publications, qu'avec une extrême réserve. J'ai eu, depuis, plusieurs exemples qui m'ont complètement convaincu de la justesse des assertions de mes prédécesseurs. Un de ces exemples, le plus remarquable de tous ceux que j'ai rencontrés, s'est offert à mon observation en 1847, à l'établissement de Pont-à-Mousson. J'y avais reçu un malade (c'était un menuisier de Dijon) atteint d'un asthme chronique fort ancien et arrivé au plus haut degré d'intensité. Ce malade, après plusieurs semaines de traitement par les lotions, douches et bains partiels, fut soumis à l'enveloppement dans la laine; dès le début, la transpiration se fit chez lui avec une très grande facilité, et devint au bout de quelques jours tellement abondante, qu'elle coulait sur le plancher à travers une double couverture, le matelas et le sommier sur lesquels reposait le malade.

Il perdait ainsi, en moins de trois heures d'enveloppement, plus de quatre livres de son poids, et revenait au bout de vingt-quatre heures à son état normal. On conçoit tout l'avantage qu'on peut retirer d'une rénovation si énergique de la substance organique, et l'influence qu'un tel renouvellement peut exercer sur la curation d'un grand nombre de maladies. Mais les cas de la nature de celui que je viens de citer constituent une exception; ordinairement la sueur n'arrive pas à ce degré d'abondance, quoique le plus souvent les couvertures en soient bien imprégnées et qu'on soit obligé d'en garantir les matelas, qui se trouveraient parfois fortement mouillés.

J'aurai à vous expliquer par la suite l'importance curative de tels résultats, et à vous démontrer combien ils influent sur le traitement d'un grand nombre de maladies. J'aurais voulu, dès à présent, vous en faire sentir la valeur, en vous donnant quelques notions précises sur les rapports qui existent entre les diverses qualités de la sueur et la nature de certaines affections chroniques. Malheureusement ces questions touchent aux points les plus délicats de la science; elles sont loin d'être suffisamment éclaircies. Vous m'avez vu cependant recueillir la sueur de mes malades, l'examiner, l'analyser, l'étudier avec soin. Eh bien! je n'ose encore rien conclure de ces recherches, parce que je suis seul à les faire ; mon exemple n'a pas encore été suivi, et la vie d'un homme ne suffit pas pour mener à bonne fin une pareille entreprise.

Et cependant les différences qu'on observe et dans les quantités et dans les qualités de la sueur, font présumer qu'il existe là des rapports constants entre l'état des malades et la nature de cette évacuation. Quelquefois liquide comme de l'eau, elle est, dans d'autres cas, épaisse, grasse et onctueuse au toucher. Sa couleur et son odeur varient aussi singulièrement. Les taches qu'elle laisse sur le linge dont on enveloppe certaines parties du corps, présentent des nuances très distinctes. On en voit de foncées, d'autres paraissent légèrement bleuâtres, d'autres ont une teinte rosée prononcée, et tout cela ne peut s'expliquer ni par l'usage antérieur de quelques médicaments, ni par les conditions spéciales de la peau elle-même. Quant à l'odeur de la sueur de divers malades, elle est tantôt acide, tantôt fade, tantôt pénétrante et nauséabonde ; chaque constitution, chaque maladie peut-être lui imprime un caractère spécial ; et ce qu'il y a de certain, c'est qu'il n'y a point de sueur sans odeur, et que, dans tous les cas, cette odeur est loin d'être agréable, ce qui fait que les malades soumis à la sudation se trouvent dans des conditions qui exigent l'isolement. Cet isolement est commandé, d'ailleurs, par la nécessité où on est d'aérer à un moment donné l'appartement. « Il y a quelque chose de repoussant, dit M. Londe dans son *Traité d'Hygiène*, dans ces étuves où plusieurs individus renfermés respirent un air imprégné de leurs émanations respectives, chargé des produits de leur exhalation pulmonaire, de la perspiration cutanée, d'une proportion surabondante de gaz acide carbonique, et enfin de tout ce qui peut rendre l'atmosphère insalubre. » Cet inconvénient, dont l'importance ne saurait être contestée, n'empêche cependant pas certaines administrations d'établissements hydrothérapiques de maintenir leurs salles de sudation. La surveillance, dit-on, est ainsi plus facile, le service plus complet, et enfin les malades évitent l'ennui de longues heures passées dans l'isolement. Et d'ailleurs, ajoute-t-on, le passage du maillot dans le bain est beaucoup plus rapide, l'enveloppement se faisant sur les bords mêmes de la piscine. Ces avantages sont réels, mais ils ne légitiment point la transpiration en commun. D'abord, quant à la facilité de la surveillance et à l'exactitude du service, c'est une question d'administration qui ne peut entrer en ligne de compte lorsqu'il s'agit des inconvénients qui intéressent la santé; on peut rendre le service exact et la surveillance active lorsqu'on veut bien s'en donner la peine. Pour ce qui concerne l'ennui que cause l'isolement, il faut se rappeler qu'entre deux inconvénients il faut choisir le moindre, et entre les deux dont il est question il n'y a point à balancer. Enfin, quant à la crainte de refroidissement dans le trajet qui sépare la chambre de chaque malade de la salle des bains, je puis répondre les faits en main : il y a six ans que j'ai renoncé aux salles de sudation, et je n'en ai pas vu résulter un seul accident. Ceux qui ont visité Græffenberg savent que beaucoup de malades sont obligés de traverser des cours en plein air pour se rendre du maillot à la cuve. Il ne s'agit que de prendre des précautions.

En effet, en sortant du maillot, le malade conserve sur lui la couverture; les deux coins supérieurs de celle-ci sont relevés pour dégager les pieds; ceux-ci sont chaussés de pantoufles; la tête est couverte d'une serviette, une autre serviette forme ceinture autour de la taille. On rend ainsi au malade la liberté de ses mouvements, et il porte avec lui le linge dont il doit être essuyé en sortant du bain. Mes malades sont d'ailleurs vêtus, sous la couverture, d'un peignoir de laine et d'un caleçon à pieds en molleton; ils arrivent dans la salle des bains sans ressentir le froid et conservent toute l'activite de la transpiration.

Il est des cas, comme je l'ai déjà dit, dans lesquels il est impossible d'obtenir la transpiration à l'aide du maillot hydrothérapique. Malgré toute la persévérance qu'on y mette, malgré le séjour de plusieurs heures dans l'enveloppement, on n'obtient point de sueur chez certains malades. Quelques-uns s'échauffent à peine; d'autres arrivent à une légère moiteur; chez d'autres enfin on est obligé de renoncer au maillot, parce qu'ils ne peuvent pas supporter la position gênante qu'on est obligé d'y conserver et cette immobilité prolongée à laquelle on se trouve condamné. Dans les cas de ce genre, on remplace le maillot par une espèce d'étuve, dont l'emploi est aussi simple que commode et dont le succès est immanquable. Voici comment on arrange cette nouvelle manière de transpirer, manière mise en usage d'une façon exclusive dans plusieurs établissements hydrothérapiques, et que j'ai cru pouvoir adopter exceptionnellement, après bon nombre d'essais que j'ai faits sur ma propre personne. Le malade, vêtu d'un peignoir de molleton et d'un pantalon à pieds de même étoffe, est assis sur un fauteuil dont le siége est percé à jour par un grillage en bois; une large couverture de laine entoure le fauteuil et le patient depuis le cou jusqu'à terre; cette couverture est soigneusement fermée de tous côtés, afin d'empêcher l'entrée de l'air dans l'espace qu'elle embrasse. Sous le fauteuil on avait préalablement placé une lampe à esprit de vin d'un fort calibre; aussitôt que la couverture est fermée, on allume cette lampe, en ayant soin de tenir sa flamme assez basse pour qu'elle n'atteigne pas le fond du fauteuil, et suffisamment haute cependant pour échauffer promptement la colonne d'air contenue dans l'enveloppement. En effet, quelques minutes se sont-elles à peine écoulées depuis le moment où la lampe a été allumée, qu'on éprouve déjà une chaleur très intense. Au bout de cinq ou dix minutes, le corps se couvre d'une légère moiteur; celle-ci se change bientôt en une sueur abondante, qu'on laisse couler plus ou moins longtemps, selon les indications du traitement, en maintenant la lampe allumée si le malade supporte sans difficulté un degré élevé de la chaleur, ou bien en éteignant le feu dans le cas où cette chaleur devient trop incommode. Au bout de vingt minutes, une demi-heure au plus, toute l'opération est terminée; on se débarrasse de la couverture et du vêtement de laine, et on se plonge dans le bain froid.

Cette manière de faire transpirer a de très grands avantages, parce qu'elle est infiniment plus prompte que le maillot hydrothérapique, et parce qu'elle provoque la sueur chez tous les sujets sans exception, quelque rebelle que soit leur peau à la transpiration. Mais elle a l'inconvénient d'accélérer la circulation du sang; aussi ne doit-elle être employée que chez ceux chez lesquels un surcroît d'activité dans les mouvements des vaisseaux sanguins n'est point à redouter. Ce serait donc à tort qu'on voudrait généraliser l'usage de cette étuve et supprimer le maillot; ce serait à tort aussi qu'on prescrirait l'étuve d'une manière absolue, comme on le fait dans quelques établissements, où on paraît avoir contre ce précieux auxiliaire du traitement hydrothérapique d'injustes préventions. Cependant, quant aux effets thérapeutiques de ces deux modes de sudation comparés entre eux, il existe une différence fort importante, qu'il ne faut point perdre de vue: le maillot provoque la transpiration, et il oblige en même temps le malade à une grande dépense de calorique, puisque la sueur arrive ici aux dépens de la chaleur vitale; l'étuve au contraire élève artificiellement la température du corps, et ne fait perdre au malade, par le bain dans lequel il se plonge après cette opération, qu'une chaleur d'emprunt. Cette différence est, je le répète, d'une très grande importance; vous la comprendrez mieux lorsque je vous aurai entretenu de la question physiologique de l'hydrothérapie, lorsque je vous aurai décrit la théorie scientifique sur laquelle est basée cette méthode.

Au sujet des diverses applications de l'eau, il me reste encore à vous parler des *douches froides*, dont le rôle est très important dans le traitement hydrothérapique. Vous me les avez vu employer d'une manière presque générale; c'est que leur forme et leur force si variées permettent de faire un choix qui répond aux besoins des différentes positions des malades.

L'action de la douche dépend de la température de l'eau et du choc plus ou moins énergique que celle-ci fait éprouver. Or, ces deux conditions, la température et le choc, dépendent de la différence dans la forme. La douche, divisée en poussière d'eau très fine, frappe peu, mais produit un refroidissement très rapide, parce que les très petites gouttelettes d'eau qui mouillent le corps s'évaporent avec une grande promptitude. Une douche en grande nappe refroidit lentement, et l'ébranlement qu'elle fait éprouver n'est pas très fort, tout en étant général. Les douches en colonne, qui tombent avec une force variée, selon la hauteur de la chute et le diamètre du conduit, exercent une percussion plus ou moins violente, mais toujours assez énergique pour exciter vivement la peau et le système musculaire.

Quelle que soit, du reste, la douche que l'on mette en usage, ses effets se résument en une excitation générale plus ou moins prononcée. Elle imprime de l'énergie à la circulation du sang ainsi qu'à l'action du système nerveux, et fait éprouver ainsi un bien-être remarquable, qui dispose au mouvement, qui fait qu'on s'acquitte parfaitement de la promenade, et, mieux encore, du premier repas, que l'on a souvent quelque peine à attendre. La respiration devient plus pleine, la poitrine se dilatant plus librement par suite du surcroît de force dans les mouvements musculaires du thorax. Toutes les fonctions se ressentent de ce surcroît de vigueur; la pensée elle-même est plus libre et plus riante. Ces effets, qui dénotent réellement un état de surexcitation, ne doivent pas cependant dépasser certaines limites; ils pourraient, d'ailleurs, manquer bientôt, si la force et la durée de la douche n'étaient pas proportionnées à l'état des forces du malade. La réaction qui suit la douche doit se faire promptement, presque sous la douche elle-même, et le mouvement auquel on se livre en en sortant ne doit servir qu'à en assurer la durée. Si la douche a été trop longue, ou si le choix de la forme ne convient pas à la position du malade, la réaction se fera attendre; et si elle tarde par trop à venir, il pourra en résulter un mouvement fébrile consécutif, accompagné de malaise général et de douleurs de tête. Cela n'arrive que très rarement, et je n'ai eu l'occasion d'observer de tels inconvénients que chez ceux qui, contrairement à mes avis, trop confiants dans leur force, ou par le faux calcul d'un rétablissement plus prompt, prolongeaient la durée de la douche au-delà du terme qui leur était prescrit.

Pour ne point s'exposer à de tels inconvénients, et pour retirer de l'usage des douches tout le bien qu'on peut en obtenir, il faut observer certaines précautions indispensables. Il ne faut se soumettre à la douche que lorsque, après une marche préalable, on a fait une réaction suffisante, et lorsqu'on se sent une douce chaleur générale. En recevant la douche, il faut s'y présenter résolument, et aider la réaction en exécutant des mouvements et en frictionnant successivement toutes les parties du corps. Les douches en pluie seules peuvent être prises sur la tête ; les douches en colonne produiraient un ébranlement trop considérable : on se contente de les diriger sur les membres, les épaules, le dos et les reins. La première sensation qu'on éprouve sous la douche est une oppression pénible ; il ne faut point s'y arrêter, elle disparaît promptement, et, à mesure [illegible]u frappe successivement diver[illegible] parties [illegible] corps, on ressent déjà le [illegible]en-être que [illegible] oyen doit produire. E[illegible] sortant de la d[illegible] he on n'éprouve pas de froid; l'air paraît chaud au contraire, en raison du contraste de sa température avec celle de l'eau. Cependant il faut s'habiller promptement et se livrer aussitôt à la promenade ou à un exercice quelconque afin de soutenir la réaction.

Dixième Lettre.

A Monsieur S.

EXAMEN PHYSIOLOGIQUE DE L'HYDROTHÉRAPIE.

Château de Longchêne, octobre 1851.

N'avez-vous pas déjà conclu de tout ce qui précède que l'action des divers moyens hydrothérapiques, considérée d'un point de vue général, a pour but: 1° d'exposer l'organisme à une plus ou moins grande déperdition de la chaleur vitale, et de l'obliger ainsi à un surcroît d'activité pour la reproduction de cette chaleur; 2° d'exciter plus ou moins vivement l'enveloppe extérieure du corps, la peau, et de stimuler les fonctions de cette membrane par de fréquentes et abondantes transpirations?......

Ces effets généraux de l'hydrothérapie une fois constatés, il s'agit de savoir quelle est leur valeur réelle, comment ils peuvent influer sur la curation de diverses maladies?

L'étude d'une telle question n'est pas un simple jeu d'esprit pour le médecin; elle est au contraire de la plus grande importance pour la pratique. Celle-ci en effet gagne beaucoup en sûreté et en précision à tout ce qui éclaire l'action intime des agents curatifs. Or, une appréciation de cette importance ne peut se faire qu'à l'aide de cette science qui forme la base de la médecine pratique et qui porte le nom de *physiologie*, c'est-à-dire étude de la nature physique de l'homme.

Je veux essayer de présenter à ce sujet quelques considérations générales. Armez-vous de beaucoup d'attention, car tout ce que j'ai à vous dire se lie et s'enchaîne tellement, qu'on ne peut espérer de comprendre ce qui suit que lorsqu'on a bien compris et bien retenu ce qui précède.

Depuis le commencement jusqu'à la fin de notre existence, depuis la naissance jusqu'à la mort, il se passe en nous un mouvement incessant de la substance qui compose le tissu de nos organes, mouvement en vertu duquel nous sommes soumis à un renouvellement continu. Ce renouvellement consiste en deux séries d'actes vitaux ayant deux buts opposés. Les uns fournissent à l'organisation les atômes du monde extérieur, les transforment en molécules organiques, et les assimilent à notre propre substance: ceci constitue le mouvement de composition. Les autres détruisent parcelle par parcelle la trame de nos tissus, les convertissent en produits nouveaux, et les expulsent au dehors sous forme d'excrétions; c'est le mouvement de décomposition ou d'élimination.

La vie n'est donc, selon l'expression de Cuvier, qu'un tourbillon continuel, un va-et-vient de la matière, une métamorphose incessante d'éléments divers, un cercle ininterrompu de phénomènes qui tous ont leur importance et leur rôle déterminé.

Cette mutation permanente de la matière est une loi générale de la nature organisée. On est saisi d'admiration quand on réfléchit sur l'enchaînement des phénomènes qui l'accompagnent. Tout ce qui vit lui est soumis infailliblement, et la vie, dans le sens physique du mot, n'existe qu'à cette condition. Depuis la mousse qui recouvre les chênes de nos forêts jusqu'à l'infusoire dont l'existence nous est révélée par le microscope, depuis celui-ci jusques et y compris l'homme, tout change sans cesse, tout se transforme à chaque instant de l'existence; et non seulement tout se métamorphose en soi, mais cette mutation de chaque être est intimement liée à celle d'un autre être. Le monde entier n'est qu'un grand être vivant, où tout se renouvelle sans interruption, où cette métempsycose de la nature physique se fait du commencement à la fin.

Pour ce qui nous concerne, nous, cette parcelle infiniment petite de la création, tous tant que nous sommes, grands et petits, vieux et jeunes, bons ou mauvais, nous changeons donc aussi. L'activité de toutes nos fonctions est incessante, et la transformation de nos organes ne s'arrête jamais. Le monde extérieur nous fournit des matières alimentaires, plantes et animaux; nous nous les approprions, mais en même temps nous rendons au monde extérieur les atômes usés de notre organisation.

Ce renouvellement de la matière organique de l'homme a beaucoup occupé les physiologistes. Depuis Aristote jusqu'à Bacon, depuis celui-ci jusqu'à nos jours, on n'a cessé de le constater, de l'étudier, et de chercher à pénétrer les mystères de cette régénération incessante de notre nature. On a crû pendant quelque temps que l'évolution complète de cette transformation avait des limites fixes pour chaque être organisé, et que l'homme changeait complètement au bout de sept ans; d'autres ont réduit cette limite à quatre et à trois années. Et si on n'est pas d'accord sur ce point, on n'est pas moins avancé cependant quant au mécanisme de ce double mouvement lui-même. On le connaît aujourd'hui organe par organe, point par point de tous nos tissus.

Nous savons donc que ces mouvements de composition et de décomposition ont entre eux des rapports déterminés, que ces rapports varient non seulement selon les diverses époques de la vie, mais aussi selon une foule de circonstances qui nous sont connues. Nous savons aussi que de l'intégrité de ces rapports dépend la santé, et que toute cause qui en dérange la régularité détruit infailliblement l'équilibre de nos fonctions et amène la maladie.

Nous savons aussi que tout ce qui donne de l'énergie au double mouvement dont il est question, tout ce qui accélère le renouvellement de nos organes, tend nécessairement à donner de l'activité aux fonctions dont ces organes sont les instruments, et donne par conséquent à la santé et à la vie elle-même une nouvelle vigueur.

Cette vérité trouve journellement son application dans la médecine pratique. Lorsqu'on administre aux malades les médicaments qui jouissent des propriétés toniques ou fortifiantes, ce n'est pas parce que ces médicaments avaient la vertu d'infiltrer la force organique qui fait défaut, mais simplement parce qu'ils augmentent l'énergie de l'assimilation. Aussi un régime alimentaire réparateur doit-il toujours les accompagner ; sans lui le vin généreux et le quinquina resteront sans effet. Sydenham, en parlant des médicaments toniques, dit que le meilleur est celui qui remplit le mieux l'indication de fortifier les digestions. Avec un tel remède, ajoute-t-il, on pourra faire des choses auxquelles on ne s'attendait peut-être pas. Et pourquoi donc cela? C'est parce qu'on augmente ainsi l'activité de l'assimilation et parce qu'on fournit à l'organisme de nouveaux éléments de sa composition. Quant aux substances *décomposantes*, qu'on nous passe l'expression, leur usage est on ne peut plus fréquent dans le traitement des maladies. Les purgatifs qui augmentent les excrétions alvines, les diurétiques qui accélèrent le cours des urines, les sudorifiques qui provoquent les sueurs, n'agissent qu'en vertu de l'activité qu'ils impriment à la décomposition organique. Ces médicaments sont toniques aussi parfois, si on approfondit un peu l'étude de leur action réelle, parce qu'en dépouillant l'économie vivante d'une grande quantité d'éléments qui rentrent dans la composition de ses tissus, ils éveillent un besoin de réparation et tendent par conséquent à relever nos forces d'une manière indirecte.

Si on pouvait donc compter toujours sur l'action de tous ces médicaments, et si d'un autre côté leur emploi ne présentait pas très fréquemment des inconvénients tels, que souvent on se trouve dans la nécessité d'en user fort sobrement, d'en suspendre l'usage, et puis d'y revenir pour le suspendre de nouveau, soit qu'ils fatiguent trop promptement nos organes, soit que ceux-ci, se familiarisant avec leur usage, n'en ressentent plus l'influence ; si on pouvait, dis-je, se servir de tous ces médicaments sûrement et pendant un temps suffisant au rétablissement de la santé, il n'y aurait point de nécessité à chercher d'autres moyens curatifs, on pourrait s'en tenir à la médecine de nos pères, et un nouveau mode de traitement pourrait bien avoir sa valeur, puisqu'il augmenterait dans tous les cas nos ressources thérapeutiques, mais cette valeur serait tout à fait secondaire. Or, tout le monde sait qu'il est loin d'en être ainsi. L'action des médicaments a parfois des inconvénients qui en rendent l'emploi insuffisant, inutile, ou même dangereux ; tandis que la méthode curative qui nous occupe, n'appelant à son aide que des agents hygiéniques, produit cependant, à l'aide de ces agents et sans le secours d'aucune substance étrangère à notre organisation, des modifications on ne peut plus importantes dans le jeu de nos organes, ce que du reste nous allons expliquer.

L'hydrothérapie, avons-nous dit, stimule l'activité fonctionnelle de la peau ; elle accroît dans des proportions remarquables l'élimination qui se fait par cette membrane. Un mot donc avant tout sur la peau, sur ses fonctions et sur le rôle que jouent ces fonctions en état de santé et en état de maladie.

La peau remplit un double rôle dans l'économie vivante : elle est à la fois surface absorbante et surface excrétante. Comme organe d'absorption, elle est chargée de puiser dans l'air un des éléments indispensables à notre existence, l'oxigène. Cette fonction lui est commune avec le poumon : cependant la part qu'elle y prend n'est pas moins importante que celle de ce dernier organe. Nous respirons donc l'air extérieur par le poumon et par la peau à la fois, et si cette dernière était rendue impropre à cette fonction d'une façon quelconque, nous mourrions asphyxiés tout comme si on opposait un obstacle à l'entrée de l'air dans la poitrine. Dans les expériences qui ont été faites sur les animaux par le docteur Fourcault d'abord, puis par une commission composée de plusieurs membres de l'Académie des Sciences de Paris, on supprimait l'action absorbante des téguments en les recouvrant d'un vernis imperméable. Les animaux soumis à cette expérience, et que l'on plaçait d'ailleurs dans des conditions favorables à la vie sous tous les autres rapports, ne tardaient pas à succomber et présentaient toutes les lésions d'une véritable asphyxie par défaut d'air respirable. Ce qui arrive aux animaux arrive aussi bien à l'homme, le hasard s'est chargé d'en fournir la preuve. A l'époque de l'avénement de Léon X au trône pontifical, on voulut célébrer à Florence l'âge d'or, que l'on essaya de personnifier en couvrant le corps entier d'un enfant de feuilles minces de ce métal. La cérémonie n'était pas encore terminée, et déjà le pauvre enfant mourait avec tous les symptômes de l'asphyxie. C'est que cette respiration extérieure a une importance extrême, et si sa suppression complète prive de la vie ceux qui y sont exposés, la diminution de son activité cause des désordres qui altèrent à la longue la santé la plus robuste. L'homme, observateur si attentif de tout ce qui concerne le bien-être des choses qui l'entourent, nettoie en temps convenable l'écorce des arbres de son jardin, parce que l'expérience lui a appris que les lichens qui recouvrent cette peau végétale empêchent les plantes de prospérer ; il surveille avec soin la propreté des téguments de ses animaux domestiques, parce qu'il sait que lorsque ces soins de propreté font défaut les animaux dépérissent et deviennent malades. Eh bien ! plantes, arbres, animaux, tout ce qui vit est soumis aux mêmes lois de la nature. Notre écorce à nous c'est notre peau ; si nous la négligeons, nous risquons fort de nous voir dépérir, de voir notre santé subir de fâcheuses atteintes. Cette vérité a été comprise et justement appréciée de tout temps. Les anciens législateurs imposaient les soins de propreté comme un devoir de la religion ; l'usage des bains et des ablutions fut général chez les Grecs et les Romains, et nous admirons aujourd'hui encore les ruines des monuments publics qui formaient autrefois les établissements de bains, d'étuves, de lotions de tout genre, où le peuple trouvait gratuitement tout ce qui pouvait concourir à maintenir le corps dans un état de propreté favorable à la santé.

Sous ce rapport, l'hydrothérapie rend donc déjà d'immenses services, puisque les moyens dont elle est composée entretiennent nos téguments dans un état permanent de netteté et de souplesse. Voilà pourquoi l'habitude des lotions générales est recommandée avec tant d'insistance par tant de médecins et de philosophes; voilà pourquoi ces lotions seules suffisent parfois, comme nous l'avons fait voir, au rétablissement et au maintien de la santé.

Comme organe d'excrétion, la peau est chargée d'éliminer et de jeter au monde extérieur une énorme quantité de détritus de matière animale, détritus composé de particules de diverses substances usées, dont le rôle est accompli, et dont la présence dans l'organisme ne saurait se prolonger sans y produire un arrêt de renouvellement et sans altérer d'une façon quelconque le jeu de nos organes.

Cette élimination se fait sans cesse, et si nous ne nous en apercevons pas toujours, c'est qu'elle s'échappe la plupart du temps sous forme de vapeur invisible. Tant qu'elle conserve cette forme, on lui donne le nom de *transpiration insensible*. Mais si une cause quelconque empêche cette évaporation, comme cela a lieu quand un tissu imperméable recouvre une partie quelconque de notre corps, ou bien lorsque, par suite d'une excitation passagère de la circulation périphérique, la fonction des téguments s'accroît tout d'un coup, cette exhalation devient sensible, elle humecte la surface de la peau, et elle porte alors le nom de *sueur*.

Les expériences de Sanctorins, puis celles de Seguin et de Lavoisier ont prouvé que la perte que fait un adulte bien portant par la sécrétion cutanée s'élève à 18 grains au moins et à 32 grains au plus dans l'espace d'une minute, soit en moyenne à peu près deux kilogrammes en vingt-quatre heures.

Cette élimination joue, comme on le voit, un rôle très important dans le mouvement de décomposition organique, en raison de sa quantité; et cette importance n'est pas moindre quant à la diversité des produits dont elle est composée. Aussi ne saurait-elle être arrêtée ou diminuée sans exposer l'économie à des dangers réels. Lorsqu'une cause quelconque supprime brusquement cette évacuation, aussitôt plusieurs de nos fonctions s'en ressentent, parce que la nature tend à suppléer par d'autres voies à l'expulsion d'éléments dont notre organisme ne peut demeurer chargé impunément. C'est là une des causes qui rendent souvent si nuisible le passage subit du chaud au froid, chez les sujets dont la peau est trop impressionnable et chez lesquels les fonctions de cette membrane se laissent facilement déranger.

Outre cette élimination des produits normaux, la peau sert aussi d'émonctoire aux matières morbifiques, que celles-ci soient cause ou résultat de diverses affections. C'est du côté de la peau que s'opèrent en effet la plupart des phénomènes que l'on désigne sous le nom de *crises*.

L'intégrité et l'énergie des fonctions cutanées ont donc, outre leur importance physiologique, une grande valeur thérapeutique, puisqu'elles favorisent la curation de beaucoup de maladies et hâtent le retour à la santé.

Or, nous avons vu combien les moyens hydrothérapiques favorisent l'activité de ces fonctions, nous avons vu avec quelle facilité ils provoquent d'abondantes transpirations. On peut estimer que par les sudations répétées on parvient à faire perdre aux malades, terme moyen, quatre à cinq fois plus que cela n'a lieu dans l'état normal. On conçoit combien on accélère ainsi le mouvement de décomposition et avec quelle puissance on hâte le renouvellement organique, puisque, comme nous le verrons tout-à-l'heure, l'hydrothérapie produit des résultats analogues du côté des fonctions assimilatrices, auxquelles elle imprime une vigueur extraordinaire.

Ainsi, voilà déjà une partie des effets curatifs de l'hydriatrie en tant que médication propre à maintenir les téguments dans un état d'activité incessante, et capable de porter à un très haut degré d'énergie les fonctions cutanées.

L'influence que cette méthode de traitement exerce sur l'ensemble de nos fonctions, en agissant sur la calorification, n'est pas moins importante. Je vais chercher à la démontrer. Et d'abord, qu'entend-on par *calorification?* Quelle est sa raison d'être, le mode de sa production et son rôle dans l'économie vivante?

Onzième Lettre.

(Suite de la précédente.)

Pour vous faire comprendre ce que j'ai à vous dire sur la *calorification*, il faut avant tout exposer quelques notions générales sur le mécanisme des fonctions qui concourent à la production, au développement et à la répartition de la chaleur vitale.

L'enchaînement de ces fonctions forme un cercle sans commencement et sans fin, de façon qu'il est difficile de savoir par où débuter quand on veut les décrire. Cependant, pour rendre cette liaison plus intelligible, on doit, ce me semble, commencer par aborder ce qu'il y a de plus communément connu, ce qui frappe le plus nos sens, ce que l'observation journalière nous apprend forcément.

Après l'introduction des aliments dans l'estomac, il s'opère en nous un travail particulier, qui a pour but la digestion des substances alimentaires ingérées. Ce travail de digestion doit extraire de ces substances tout ce que notre organisation peut s'approprier, s'assimiler, et il doit convertir ces matières assimilables en un liquide particulier qu'on désigne sous le nom de *chyle*. Comment se fait cette conversion des aliments en chyle? Quel est ici le rôle des divers organes qui constituent l'appareil digestif? Quelle est l'influence des divers sucs qui sont versés par la circulation dans l'estomac et les intestins? Quelle est l'influence du système nerveux? Je n'ai pas à m'en occuper pour le moment. Il me suffit de vous dire que le chyle, une fois formé, est absorbé par des vaisseaux spéciaux (vaisseaux chylifères), et qu'il est porté, par un système particulier de conduits, vers le cœur, où il doit subir la dernière modification afin d'être converti en sang; c'est-à-dire que de blanc il doit devenir rouge, car le chyle, à peu de chose près, est déjà du sang moins la couleur.

Ainsi, voilà le produit de la digestion, contenant tous les éléments de la nutrition générale, qui arrive au cœur; qu'y devient-il? Et d'abord, qu'est-ce que le cœur? Le cœur est un corps charnu, une espèce de muscle creux, ayant la forme d'une pyramide dont la pointe est en bas et la base en haut, et ayant un volume à peu près égal au volume de notre poing. Il est situé dans la partie antérieure gauche de la poitrine. A l'extérieur il ne présente qu'un corps uniforme, tandis qu'intérieurement il est divisé en plusieurs compartiments. Pour comprendre cette division, qu'il vous est indispensable de connaître pour ce que j'ai à vous dire par la suite, et pour savoir quelle est la destination de chacune de ses parties, tracez sur un morceau de papier la forme d'un cœur dans la position que je viens de vous indiquer, la pointe en bas et la base en haut; tirez une ligne de haut en bas, qui divise cette figure en deux parties à peu près égales : vous aurez ainsi une partie à gauche et une partie à droite; ces deux parties ne communiquent pas entre elles.. Maintenant, divisez chacune de ces deux parties en deux, en traçant une ligne horizontale faisant la croix avec la première ligne : vous aurez dans chacun des deux premiers compartiments deux nouvelles divisions, soit deux compartiments à gauche, deux autres à droite, en tout quatre parties distinctes. Rappelez-vous cette division, et n'oubliez pas que lorsque je vous parlerai de la partie gauche et de la partie droite, j'entendrai par là le côté gauche ou le côté droit du sujet auquel appartient le cœur et non pas de celui qui le regarde, puisque le côté gauche de celui que nous regardons en face est à notre droite et *vice versâ.*

Voilà donc le cœur divisé en quatre parties, deux parties à gauche et deux parties à droite. Je vous ai déjà dit qu'entre les parties gauches et droites il n'y a point de communication : c'est comme s'il y avait deux cœurs soudés l'un contre l'autre ; et dans chacun de ces cœurs il se trouve une partie supérieure et une partie inférieure. La partie supérieure s'appelle *oreillette*, la partie inférieure s'appelle *ventricule*. Nous avons donc l'oreillette droite et l'oreillette gauche, le ventricule droit et le ventricule gauche. L'oreillette droite et le ventricule droit communiquent entre eux par une ouverture, il en est de même pour l'oreillette et le ventricule gauches ; et chacune de ces cavités, à son tour, est en communication avec des vaisseaux chargés de conduire le sang du cœur aux diverses parties du corps (les artères) et de le ramener de ces diverses parties vers le cœur (les veines).

Ces vaisseaux qui partent et qui reviennent au cœur servent à la circulation du sang, dont voici le mécanisme.

Prenons pour point de départ l'une de ces quatre cavités, celle, par exemple, que nous avons désignée sous le nom d'*oreillette gauche*. Le sang contenu dans l'oreillette gauche passe, à travers l'ouverture de communication, dans le ventricule gauche; celui-ci le chasse à son tour dans un conduit avec lequel il correspond et qui porte le nom d'*artère aorte*. Cette artère se divise en plusieurs branches, ces branches se subdivisent à leur tour, ces subdivisions se séparent encore; et ainsi, de subdivisions en subdivisions, les artères arrivent à tous les points de notre corps et s'y terminent par des conduits d'une ténuité telle, qu'on ne peut plus les voir à l'œil nu. Ce sont ces dernières divisions des branches artérielles qu'on appelle *vaisseaux capillaires*, c'est-à-dire vaisseaux aussi fins que les cheveux, ou, pour mieux dire, bien plus fins encore.

Ces vaisseaux capillaires sont innombrables; ils forment un réseau inextricable dans toutes les parties de notre corps.

Qu'on se figure qu'il n'y a pas de point où on puisse introduire la pointe d'une aiguille sans percer un de ces vaisseaux et sans répandre le sang qui y est contenu.

Avant d'aller plus loin, disons que c'est dans la trame de nos tissus que les vaisseaux capillaires déposent les éléments nécessaires à la nutrition de nos organes, et que, tout en se dépouillant des matériaux propres à cette nutrition, ils s'imbibent d'autres éléments, de ceux qui proviennent de l'usure de nos organes, de ceux qui ont déjà servi et dont le rôle est fini.

Le sang, ainsi dépouillé de certains éléments qu'il contenait en partant du cœur, et chargé d'éléments d'une autre nature, qu'il a recueillis dans toutes les parties de notre corps, passe des vaisseaux capillaires dans un autre ordre de conduits sanguins, dans les veines.

Dans cette marche du sang, les divisions nombreuses des veines se rapprochent de plus en plus pour former des branches de plus en plus volumineuses. Quelques-unes de ces branches passent par des organes destinés à l'élaboration des produits qui doivent être rejetés au dehors sous les formes variées de diverses excrétions; d'autres se réunissent de plus en plus et constituent de gros troncs veineux qui viennent eux-mêmes verser leur contenu dans un des compartiments du cœur, dans celui que nous avons désigné sous le nom d'*oreillette droite*.

Ainsi, voilà le sang parti du cœur, revenant au cœur après avoir fourni les matériaux de notre nutrition et enlevé les éléments résultant de la décomposition organique. Dans ce trajet le sang a changé de nature : de vivant qu'il était, puisqu'il apportait pour ainsi dire la vie à nos organes, il est devenu presque mort, puisqu'il s'est chargé des molécules que la vie a abandonnées ; de sang artériel d'un rouge écarlate, il est devenu sang veineux d'un rouge foncé, presque noir.

Il semblerait donc qu'ainsi métamorphosé, le liquide sanguin est désormais inutile, et qu'il devrait être expulsé de la circulation. Il n'en est rien cependant, d'abord parce que, malgré le changement qu'il a subi, le sang conserve encore des éléments de nutrition : la nature prévoyante ne dépense pas d'un coup ce qui doit maintenir notre existence ; et puis parce que, dans son trajet avant de revenir au cœur, le sang veineux reçoit le produit de la digestion, ce chyle dont nous avons parlé au commencement. Il prend donc au monde extérieur de nouveaux principes nécessaires au maintien de la vie; et s'il a perdu quelque chose à son passage à travers nos tissus, il a gagné aussi, puisque le voilà chargé de matériaux qui doivent devenir sang artériel à leur tour.

Poursuivons maintenant le mécanisme de la circulation. Nous avons laissé le sang transformé, comme nous venons de l'expliquer, dans l'oreillette droite du cœur. De cette cavité le sang passe, à l'aide d'une communication dont nous avons annoncé l'existence, dans le ventricule droit; de celui-ci il est chassé dans des vaisseaux qui se rendent directement aux poumons. Ici, dans les poumons, ces vaisseaux se subdivisent à l'infini et forment un nouveau système de vaisseaux capillaires. Ces vaisseaux capillaires s'épanouissent dans toutes les cellules pulmonaires, où ils se trouvent exposés au contact de l'air qui y arrive par la respiration. Dans ce contact avec l'air atmosphérique, le sang s'empare de l'oxygène (*), et, sous l'influence de l'action de ce fluide aériforme, de veineux qu'il était

(*) Le même travail d'absorption de l'oxygène se fait également dans les capillaires de la peau. L'air arrive ici à travers le tissu de cette membrane, qui sert par conséquent, comme le poumon, à la vivification du sang.

il devient artériel. Le chyle a reçu en quelque sorte le baptême de la vie en se combinant avec l'oxygène. En quittant les vaisseaux capillaires du poumon, le liquide sanguin pénètre dans de nouveaux conduits, d'abord extrêmement divisés, puis se réunissant de plus en plus pour former de gros troncs qui débouchent dans l'oreillette gauche du cœur. Nous voilà donc revenus à notre point de départ, à l'oreillette gauche, d'où nous avons vu partir le sang pour se rendre au ventricule gauche, et de là dans les artères.

Maintenant que vous connaissez tous ces détails, je puis aborder la question que je me suis posée à la fin de la dernière lettre. Qu'entend-t-on par la calorification? Quels sont et sa raison d'être et le mode de sa production?

L'oxygène de l'air se mêle donc au sang, comme je vous l'ai dit, soit dans les capillaires du poumon, soit dans ceux de la peau. Or, l'oxygène est un corps gazeux qui brûle tout ce qu'il atteint. C'est à l'oxygène qu'est due la combustion du bois dans nos foyers, et c'est pour l'activer que nous soufflons sur le feu, parce que nous augmentons ainsi l'arrivée de l'agent comburant, de l'oxygène, vers le corps combustible, bois ou charbon. L'oxygène brûle le fer, car la rouille qui le recouvre à la suite de son contact avec l'air n'est autre chose que la couche superficielle de ce métal, détruite, brûlée par l'oxygène. Tout contact d'un corps combustible avec l'oxygène amène la combustion, comme toute combustion cesse si l'oxygène fait défaut; et c'est pour cela, par exemple, que la flamme de la lampe du mineur s'éteint aussitôt que celui-ci approche d'une galerie où l'air est vicié, où il ne renferme point d'oxygène.

Ainsi, le premier effet de l'oxygène sur le sang, c'est de brûler aussitôt un des éléments du sang veineux, le carbone, et de produire de l'acide carbonique qui se dégage soit par la peau, soit par le poumon. Le surcroît de l'oxygène, mêlé au sang, circule dans les vaisseaux artériels, et c'est à sa présence qu'est due cette belle couleur écarlate du sang artériel. Cheminant ainsi avec le sang dans les artères, l'oxygène arrive dans les capillaires de tous les tissus : ici, il rencontre de nouveaux principes combustibles; il les attaque, les brûle, les détruit, et concourt, par conséquent, à la décomposition de nos organes. Ainsi, le même agent qui vivifie notre sang, puisqu'il donne les qualités du sang artériel à celui qui était veineux et impropre à la vie, ce même agent détruit aussi celles de nos parties qui ne vivent plus. Quelle simplicité dans le moyen et quelle étonnante variété dans les résultats! Chef-d'œuvre de mécanisme vital, qui suffirait à lui seul pour nous frapper d'admiration, s'il n'existait pas au-dessus de tout ce que notre esprit peut pénétrer quelque chose de plus élevé encore, ce mystère à jamais insaisissable, la vie.

De cette combustion qui s'opère à l'aide de l'oxygène dans la profondeur de nos tissus, résulte un dégagement de l'acide carbonique, qui, mêlé au sang veineux, chemine avec lui vers le poumon et la peau, et se dégage par la respiration et l'exhalation.

Nous avons déjà, à plusieurs reprises, prononcé le nom de *combustion*; il s'agit d'en préciser la signification. En chimie, on appelle combustion la combinaison de l'oxygène avec un corps quelconque, combinaison accompagnée de dégagement de calorique et quelquefois de production de lumière. Ainsi, le phénomène qui accompagne constamment toute combustion, c'est le dégagement du calorique. L'introduction de l'oxygène dans la trame la plus déliée de nos organes et sa combinaison avec les molécules combustibles de ces organes, donnant lieu à la combustion, sont donc aussi la source du dégagement de la chaleur vitale, et la réunion, l'ensemble de tous ces actes vitaux dont je viens de vous entretenir et qui concourent à ce résultat final. la production de la chaleur, porte le nom de *calorification.*

La calorification n'est donc pas une fonction isolée; elle est, pour ainsi dire, l'expression finale de toutes les fonctions de l'économie; elle dure tant que dure la vie elle-même; elle précède le premier cri de l'enfant qui naît et ne s'éteint qu'avec le dernier souffle de l'existence. Notre langage de tous les jours ne démontre-t-il pas l'extrême importance de cet acte de la vitalité? Ne parlons-nous pas de la *flamme de la vie?* et lorsque celle-ci nous abandonne, ne disons-nous pas que *la vie en nous est sur le point de s'éteindre?* On serait tenté de croire, d'après cela, que la calorification c'est presque la vie elle-même. Or, s'il n'est pas permis d'émettre une telle affirmation, il est certain du moins que tous les actes vitaux sont intimement liés à la production et au développement de la chaleur organique: elle tient sous sa dépendance toutes les fonctions de l'économie et en est influencée. Aussi, qu'une seule de nos fonctions se trouve lésée d'une manière quelconque, des troubles proportionnés à l'importance de la lésion ne tardent pas à se manifester dans le dégagement ou dans la répartition du calorique vital. Que la production de celui-ci se trouve gênée de son côté, que l'oxygène manque en partie, ou bien que son accès dans le sang, par les poumons ou par la peau, rencontre des obstacles, toutes les fonctions de l'économie peuvent s'en ressentir et s'en ressentent en effet. Qu'au contraire la calorification se trouve maintenue à un degré convenable d'énergie, toutes les fonctions, à leur tour, se trouveront sollicitées de contribuer à son développement. Or, comme son développement se fait partout, puisque l'appareil de sa génération c'est l'organisme tout entier, l'organisme tout entier se ressentira nécessairement de l'influence de tout ce qui pourra agir favorablement sur la production de la chaleur.

Mais ce n'est pas encore tout. Le mécanisme de la calorification, tel que je vous l'ai présenté, est prouvé, il est incontestable, il n'est un objet de doute pour personne, et cependant la production de la chaleur, subordonnée aux causes physiques, n'est pas moins sous la dépendance d'une cause presque immatérielle, insaisissable et mystérieuse, sous la dépendance de l'action nerveuse. Le système nerveux est, pour ainsi dire, le régulateur de la calorification ; s'il ne crée pas d'une manière absolue et de toutes pièces la chaleur qui pénètre nos fibres, il peut en accélérer ou en diminuer subitement la production, il peut la répartir d'une manière inégale sur divers points du corps ou la répandre partout uniformément, il peut dénaturer la perception de notre propre chaleur. L'influence des émotions morales, celle des affections nerveuses sur la calorification est immense. On est *glacé* d'effroi, dit-on, on est *brûlé* par le feu des passions, un *frisson* d'horreur parcourt tous nos membres. Comment se produit cette influence? Nous l'ignorons. Il nous suffit d'en constater l'existence et de ne point oublier dans la pratique l'empire de l'innervation sur le développement de la chaleur. Cet empire est si réel, que la faculté de réagir contre le froid est toujours en rapport avec l'énergie du système nerveux, avec le degré de la vitalité du sujet. Le médecin qui applique l'hydrothérapie le sait parfaitement : aussi doit-il proportionner l'action des moyens qu'il met en œuvre au développement de la force vitale de chaque malade.

Mais revenons à la question où nous l'avons laissée, et résumons ce que nous avons dit sur la calorification, afin de saisir mieux encore ses rapports avec les diverses fonctions de l'organisme vivant.

C'est donc l'oxygène de l'air atmosphérique qui est le premier élément de la chaleur. Cet élément, absorbé par la peau et par le poumon, pénètre dans le sang et est conduit avec lui par la circulation artérielle jusque dans les vaisseaux capillaires, qui le mettent en contact avec la trame organique de toutes les parties du corps. Là, c'est-à-dire partout, l'oxygène se dégage et se combine avec les molécules de notre propre substance. Il en résulte une véritable combustion; c'est-à-dire que nos molécules sont brûlées, détruites. Or, toute combustion est nécessairement accompagnée d'un développement de la chaleur, et elle laisse un résidu. Voilà donc *la chaleur créée à nos dépens*, et une partie de nous-mêmes devenant ainsi inutile, se trouve emportée par le sang veineux et rejetée au dehors par les poumons et par la peau sous forme d'acide carbonique et de vapeur d'eau.

Ainsi, à l'aide de la respiration et de la circulation du sang, nous créons la chaleur: mais la respiration et la circulation sanguine sont des fonctions qui se font sans cesse, tant que dure la vie. La chaleur se développe donc continuellement, et cependant la température de notre corps est constamment la même. Que devient cette chaleur sans cesse produite ? Elle rayonne hors du corps et se perd dans l'atmosphère, bien entendu lorsque la température de celle-ci est inférieure à la nôtre ; elle est dans tous les cas dépensée par nos excrétions. Tout ce que nous rejetons hors de nous par les selles, par les urines, par la sueur, nous enlève de la chaleur. La sueur surtout remplit ce but à cause de son évaporation, parce que toute évaporation est cause d'une grande déperdition de calorique. Si donc une de ces évacuations naturelles s'arrête d'une manière un peu prolongée, la chaleur, ne pouvant être dépensée en raison de sa production, s'accumule, et cette accumulation peut nous conduire à ce qu'on appelle la chaleur fébrile ; il y a de la fièvre. Or, *fièvre* vient du latin FEBRIS et du grec πυρετὸς, qui veut dire *feu incendie*. Qu'une ou plusieurs de nos évacuations se fasse au contraire avec trop d'exagération, nous perdrons plus de chaleur que nous ne sommes en état d'en produire, nous sentirons le froid pénétrer notre corps, nous éprouverons le besoin de nous couvrir davantage, de nous réchauffer en nous approchant d'un foyer.

D'un autre côté, la chaleur se produisant sans cesse, et détruisant par conséquen d'une manière permanente, atome par atome la trame de nos organes, finirait par nous consumer en entier, si nous ne trouvions pas d'éléments de combustion en proportion de cette dépense. Or, ces éléments de combustion nous viennent du monde extérieur; c'est l'alimentation qui nous les fournit. Les substances alimentaires sont donc un véritable approvisionnement de notre foyer vital. Eh! ne le voyons-nous pas tous les jours? un bon repas nous réchauffe; le jeûne, la diète nous refroidissent. Une température froide, qui nous enlève beaucoup de chaleur, éveille en nous le besoin de prendre des aliments; le temps chaud diminue l'appétit. C'est que dans toutes ces circonstances la nature cherche à établir l'équilibre entre la recette et la dépense.

Lorsque cet équilibre se maintient le poids de notre corps et la forme de nos organes ne subissent pas de changement appréciable. Mais si une cause quelconque vient à le rompre, nous ne tardons point à nous en apercevoir. Lorsque l'alimentation est insuffisante, il y a amaigrissement, parce que la combustion détruit sans cesse la substance organique et parce que cette perte ne se trouve qu'incomplètement réparée. Quand au contraire l'alimentation excède la combustion, la nature fait provision de combustible; tout ce que l'oxygène n'a pas détruit est converti en graisse qui envahit nos organes, nous prenons de l'embonpoint, nous engraissons. Or, la graisse est en grande partie composée de carbone et d'hydrogène, les éléments de combustion par excellence.

Toutes ces considérations expliquent parfaitement comment, dans les climats froids où la température basse de l'atmosphère expose les hommes à de grandes pertes de calorique, le besoin de réparation est plus vif. Aussi, dans le Nord, on mange beaucoup, et on use de préférence des aliments gras; on aime les boissons alcooliques, parce que l'alcool n'est que du carbone, et que celui-ci est nécessaire à la combustion. On comprend aussi pourquoi, dans les pays chauds, on vit de peu et on choisit de préférence les aliments aqueux, les légumes et les fruits, pourquoi on y boit peu de vin, d'eau-de-vie et de liqueurs. Un lazzarone napolitain vit avec un morceau de melon et quelques cuillerées de macaroni; un Suédois ou un Russe ne résisterait pas quatre jours à un tel régime. Le dernier est porté à enfreindre souvent les règles de la sobriété; le premier n'y manque presque jamais, il n'en éprouve pas le besoin, il fait de nécessité vertu.

Rappelons-nous maintenant ce que nous

avons dit de l'action des diverses applications du froid à l'aide des moyens hydrothérapiques. Chacun de ces moyens nous fait perdre une dose plus ou moins considérable de notre chaleur, et cette perte se trouve compensée par la tendance à l'équilibre de toutes les fonctions, tendance qui fait qu'aussitôt perdue, cette chaleur se trouve reproduite par le jeu plus actif de nos organes; c'est ce que nous avons appelé la *réaction*. Il en résulte que dans un temps donné nous exposons l'organisme à une dépense plus considérable de sa propre substance, mais nous excitons en même temps toutes les fonctions qui concourent à compenser cette dépense. Et d'abord, la respiration devient nécessairement plus active, puisqu'il faut introduire en nous une dose plus considérable d'oxygène; puis la circulation s'accélère aussi, puisqu'il est nécessaire que cet oxygène arrive plus promptement à être mis en contact avec nos tissus: de là une plus grande activité dans les métamorphoses moléculaires qui se passent dans la trame des vaisseaux capillaires. Ensuite nos excrétions s'en ressentent, puisque la matière organique, plus activement détruite, doit être expulsée avec plus d'énergie. Le besoin de réparation devient à son tour très impérieux, l'appétit acquiert parfois des proportions démesurées, et l'activité de toutes les fonctions assimilatrices répond à ce surcroît du besoin d'assimilation. En un mot, le mouvement de composition et celui d'élimination se trouvant accélérés, le renouvellement organique se fait plus promptement ; il se fait, on peut le dire, une régénération, un rajeunissement plus rapide dans toutes les parties de notre corps.

C'est ainsi qu'on comprend comment le traitement hydrothérapique, avec un agent uniforme pour base, l'eau froide, produit cependant des effets si puissants dans des affections si variées : c'est parce que ces effets dépendent de la direction que l'on imprime aux moyens hydrothérapiques ; c'est parce qu'on peut, outre les effets généraux, produire une action locale sur tel ou tel autre organe en concentrant sur lui l'influence du traitement. C'est ainsi encore qu'on arrive à comprendre pourquoi l'hydrothérapie réussit dans les cas souvent les plus désespérés, dans lesquels tous les médicaments sont restés sans résultat : c'est parce qu'il n'existe point de médicament qui puisse agir simultanément sur toutes les fonctions de l'économie, qui soit en état d'éveiller l'activité de tous les phénomènes de la vie à la fois. C'est ainsi enfin qu'on peut apprécier l'importance de certaines conditions qui doivent accompagner l'application du traitement hydrothérapique, celle du régime alimentaire, celle de l'exercice musculaire. Je vais entrer, au sujet de toutes ces questions, dans quelques détails, et c'est pour mieux vous les faire comprendre que je les ai réservés pour la fin de cette correspondance, trop longue déjà, j'en conviens, mais excusez-moi; je n'ai pas eu le temps d'être plus court.

Douzième Lettre.

Au même.

DU RÉGIME ALIMENTAIRE.

Château de Longchêne, décembre 1851.

Maintenant que vous savez, cher Monsieur, ce qu'est l'hydrothérapie, que vous connaissez le mode d'emploi et l'action intime des diverses applications de l'eau froide, je dois vous entretenir du régime alimentaire des malades soumis à ce genre de traitement, ainsi que de l'importance de l'exercice musculaire.

Je l'ai différé à dessein jusqu'à présent, quoique je vous eusse dit que ces deux conditions, le régime et l'exercice, sont parties intégrantes de cette méthode curative. C'est qu'il m'a semblé préférable de vous initier d'abord à la doctrine physiologique de l'hydrothérapie, ce que j'avais à vous dire à cet égard devant vous préparer à apprécier mieux l'importance de deux points dont il me reste à vous parler.

Commençons par le régime alimentaire; et d'abord, voyons quel est ce régime chez Priesnitz, à l'établissement de Græffenberg?

Le régime alimentaire de Græffenberg et de tous les établissements créés sur le modèle de celui-ci en Suisse et en Allemagne, est d'une extrême frugalité. Le lait et le pain bis constituent le déjeûner et le souper des malades; le dîner, pris au milieu du jour, est composé d'un potage, d'un plat de viande, d'un plat de légumes et de fruits selon la saison. La préparation des mets est d'une simplicité primitive; à part le sel, aucun condiment n'apparaît dans les cuisines de Priesnitz; toute espèce de hors-d'œuvre est bannie de la table, l'appétit est le seul assaisonnement permis; l'eau fraîche étanche seule la soif, jamais elle n'est teinte d'un atome de vin; la promenade au grand air remplace le café et les liqueurs.

Dans quelques établissements français on a conservé en partie la coutume de Græffenberg ; dans d'autres on s'en est singulièrement écarté. Le talent du cuisinier a été mis à contribution pour compenser ce qui pouvait manquer à l'expérience du médecin, et la table, richement servie, devait faire oublier ce qu'il y avait de vicieux dans le site de l'établissement et dans l'organisation des appareils de traitement.

D'un côté comme de l'autre il y a donc eu de fâcheux excès ; mais s'il avait fallu choisir entre les deux, celui de Græffenberg eût été mille fois préférable. La vérité se trouve ici entre les deux exagérations, et le régime des malades qui suivent le traitement hydrothérapique, tout en restant simple, peut comporter cependant un certain confortable. C'est en effet une faute grave que d'imposer aux malades un genre d'alimentation par trop en opposition avec leurs habitudes, et de leur promettre la santé au prix d'une manière de vivre qu'ils ne pourront pas conserver après le traitement. Il est d'ailleurs des exigences sociales et des habitudes nationales qu'on ne saurait heurter sans inconvénients ; sans compter qu'une manière de vivre uniforme et une table dont la trop grande simplicité ne permet aucun choix, ne sont point excusables là où on trouve réunis tant de malades d'âge, de tempérament et de condition si différents, et tant de maladies de nature si variée.

En thèse générale, dans le cours du traitement hydriatrique, l'alimentation doit être substantielle. Les pertes qu'éprouvent les malades, soit par les transpirations répétées, soit par l'obligation incessante de réagir contre l'action du froid, réclament une réparation solide, et cette réparation doit être trouvée dans un régime alimentaire convenable. Il ne faut point oublier que le traitement produit une espèce de rénovation organique, et que c'est par la nutrition que l'on doit fournir à l'organisme les matériaux de cette rénovation. Le luxe de la table doit donc principalement porter sur le choix des substances alimentaires sous le rapport de leur qualité; et le médecin, convaincu de l'importance de cette partie du régime, ne trouvera pas au-dessous de sa dignité de lui accorder une attention spéciale. Sous ce point de vue comme sous tant d'autres, la concentration des pouvoirs est chose fort heureuse, et c'est toujours une condition favorable pour les malades lorsque la direction de l'établissement se trouve en entier entre les mains de celui qui est chargé du soin de leur santé.

Quant au nombre des mets, il doit être suffisamment varié pour que chaque malade puisse y faire un choix convenable à son état de santé; mais on ne doit jamais aller au point d'exposer le patient à des tentations auxquelles il n'est que trop enclin à succomber.

C'est une grande faute contre les règles de l'hygiène en général que la multiplicité des repas. Manger peu et souvent, ce précepte si souvent conseillé par les médecins et si souvent suivi par les malades, est, à mon avis, contraire aux lois physiologiques qui président à la digestion des aliments dans l'estomac. Il y a bien à cette règle des exceptions; elles sont commandées pas les conditions toutes spéciales dans lesquelles se trouvent les voies digestives de quelques malades; mais ces exceptions sont beaucoup plus rares qu'on ne le croit généralement. Deux repas dans les vingt-quatre heures doivent suffire dans la majorité des cas. Le premier, le plus solide, sera pris dans la matinée, vers le milieu du jour; le second, moins copieux et plus léger, aura lieu le soir, à une distance convenable, pour qu'on soit en droit de compter sur la digestion du précédent.

Cette manière de régler le régime répond à plusieurs indications, et elle concilie toutes les exigences du traitement. D'abord, la suppression du déjeûner par trop matinal permet de faire plus exactement les exercices hydriatriques, dont le plus grand nombre doit se faire de bonne heure, l'estomac étant à jeun, et le travail de la digestion ne pouvant par conséquent être dérangé. Ensuite, le repas le plus solide, ayant lieu vers le milieu du jour, a toutes les chances d'être mieux digéré, puisqu'on peut y contribuer par la promenade ou tout autre exercice musculaire; tandis que l'alimentation légère du soir assure le repos de la nuit et fait éviter ce sommeil lourd ou agité qui est si souvent la conséquence du travail trop pénible de la digestion.

On répète presque une banalité quand on dit que les neuf dixièmes de nos maladies chroniques sont dues ou entretenues par une alimentation insuffisante ou de mauvaise qualité, ou bien par des excès dans le régime; et cependant, à voir ce qui se passe journellement dans le monde, et à en juger par la difficulté qu'on a à se faire écouter de quelques malades, on croirait que cette vérité est bien souvent ignorée. Je ne parle pas ici du régime malsain ou insuffisant. Heureusement, de nos jours, cette plaie sociale devient de plus en plus rare; c'est d'ailleurs une question brûlante, qui touche plus à l'économie politique qu'à la médecine, et à laquelle il n'est permis de toucher que lorsqu'on est en état d'apporter le remède en signalant le mal. Mais je ne saurais trop insister sur le mal immense que nous cause l'intempérance; elle ruine à la longue les santés les plus robustes et paralyse les soins du traitement le plus énergique et le mieux entendu. « Lorsque je vois, disait un célèbre médecin, ces tables couvertes de toutes les richesses des quatre parties du monde, je m'imagine voir la goutte, l'hydropisie, la fièvre et la plupart des maladies, cachées en embuscade sous chaque plat. »

Puissent ces paroles si vraies être présentes à l'esprit de nos malades! C'est surtout au commencement du traitement que la sobriété leur est commandée, car les organes de la digestion et de la nutrition en général n'ont pas encore acquis l'énergie qui se développe par la suite, et parce qu'il est indispensable de donner, au début, une prépondérance marquée au mouvement de décomposition. Cette règle est d'autant plus importante à noter que la plupart du temps l'appétit est promptement éveillé par le traitement, et que souvent il devient si impérieux, qu'il est difficile de résister à l'entraînement auquel il expose.

Lorsque le traitement a été suivi pendant quelque temps, les organes digestifs se mettent à l'unisson du besoin de réparation. On peut alors donner à ce besoin une plus ample satisfaction. Quand on n'a pas vu une table de malades soumis à l'hydrothérapie, on ne peut pas se figurer jusqu'à quel point peut aller l'énergie de la digestion. D'énormes quantités d'aliments sont souvent prises et digérées sans aucune incommodité par la plupart des patients. Ceci constitue, on peut le dire, la règle; mais il ne faut pas oublier que toute règle a ses exceptions, et qu'il est des positions dans lesquelles, pour beaucoup de raisons, une grande modération du régime alimentaire doit être observée. C'est au médecin à régler sous ce rapport, avec la plus scrupuleuse attention, la conduite de chacun; c'est à lui à faire éviter ces tentations auxquelles les plus sages pourraient souvent succomber. Il fera mettre à une table à part ceux dont la position commande des précautions spéciales; il conseillera d'arriver trop tard ou de quitter avant tout le monde la table, à ceux qui ne pourraient pas résister à l'appel de leur appétit et chez lesquels il y aurait inconvénient sérieux d'y répondre.

Il ne faut point oublier, dans la direction du régime, que la variété des substances alimentaires est une des principales conditions d'une bonne santé. Une alimentation par trop uniforme est contraire à toutes les lois de la physiologie et de l'hygiène. Des expériences multipliées faites sur les animaux ont prouvé que lorsqu'on les nourrit pendant longtemps d'une seule et même matière alimentaire, les plus robustes n'y résistent pas, leur santé s'altère, des désordres graves se manifestent, et la mort même peut s'ensuivre. Et qu'est donc l'homme quand il s'agit de l'alimentation ? Moins qu'un animal, parce qu'il résiste moins bien et moins longtemps à l'influence nuisible d'une mauvaise direction du régime, parce qu'il a des organes digestifs moins robustes, et parce que son organisation plus complexe exige sous ce rapport plus de précautions et plus de ménagements.

Le besoin de cette variété dans le choix des substances alimentaires n'empêche en rien une direction convenable quant aux indications basées sur la différence qui existe entre les diverses maladies. Un régime spécialement lacté, une alimentation de préférence animale ou végétale, peuvent être recommandés et suivis ; mais cela veut dire que la partie principale des aliments des malades sera prise dans une de ces catégories, sans qu'il soit nécessaire de bannir d'une manière rigoureuse et absolue tous les autres éléments de la nutrition. Lorsqu'un des systèmes de notre organisation prédomine par trop sur les autres, lorsque cette prédominance constitue ou complique l'état morbide, il faut chercher à s'opposer à son développement par le régime. Ainsi, les individus nerveux, ceux qui ont, comme on le dit, la fibre très irritable, dont la contitution est sèche, devront insister principalement sur les éléments tirés du regne végétal ; ils se raprocheront ainsi du genre de vie des herbivores, dont le sang est moins vif et moins excitant, dont les nerfs sont moins irritables et dont l'organisation présente plus de calme et plus d'apathie. Les malades atteints d'affections goutteuses et rhumatismales, ceux en général chez lesquels l'organisme est sursaturé d'acides, s'efforceront par le régime de diminuer cette tendance à l'acidité, et donneront, comme les précédents, une certaine préférence à l'alimentation végétale. Les individus débilités par de longues souffrances, ceux chez lesquels la faiblesse générale des tissus et une certaine mollesse d'organisation sont un apanage héréditaire ou le résultat de maladies antérieures, les sujets atteints de cachexies scrofuleuses, les jeunes filles ou femmes chlorotiques, etc., sont dans une position toute contraire à celles dont je viens de parler ; leur régime suivra donc une marche opposée ; on leur indiquera de préférence les viandes noires: on leur accordera un peu de vin aux repas. Ajoutez à ces deux catégories tranchées qui occupent les deux extrêmes dans la longue liste des affections chroniques, ajoutez-y ces positions intermédiaires, ces nuances si délicates et mal déterminées, ces complications si nombreuses, et vous vous ferez facilement l'idée et de la variété qu'il est indispensable d'imprimer à l'alimentation des malades, et de l'importance qu'il convient d'y attacher. Le moment du repas est donc pour le médecin directeur d'un établissement un temps d'étude, de surveillance et d'observation ; conditions d'autant plus délicates qu'elles exigent du tact et de la prudence, qu'elles doivent exister sans être aperçues ni comprises par ceux qui en sont l'objet.

Et ne croyez pas que j'exagère, ne pensez pas que j'accorde trop d'importance à tout ce qui touche au régime. Si vous ne connaissez pas tout ce qu'il peut faire, tout ce qu'il peut produire, allez voir ce qui se passe en Angleterre dans ces établissements où on forme des lutteurs, des coureurs et des jockeys. Sur trois hommes de la même constitution, soumis à ce qu'on appelle *entraînement*, sir Parkins ou le docteur Robinson vous feront un sujet aux formes robustes, aux muscles saillants et vigoureux, orné d'un poignet l'image vivante de la massue d'Hercule. Je ne vous conseille pas d'essayer vos forces avec les siennes; s'il vous prenait l'envie de boxer avec lui, vous apprendriez à vos dépens quelle est sa force musculaire. Cet autre, grêle, décharné, ne vous vaincrait point au pugilat; mais si vous voulez vous essayer à la course avec lui, je crains bien que vous ne passiez pour une tortue aux yeux des spectateurs. Sachez donc que cet homme fait vingt-cinq milles en courant sans s'arrêter. Ce troisième enfin, c'est un atome, c'est un corps impondérable, il ne pèse rien : aussi est-il destiné à faire courir ces chevaux de luxe qu'il ne gêne pas par son poids, ces chevaux que vous admirez aux courses du Champ-de-Mars et de Chantilly, qui gagnent d'énormes paris et des primes fabuleuses à leurs propriétaires.

Eh bien! ces trois hommes, dans des

conditions physiques si différentes, doivent les qualités spéciales qui les distinguent au régime qu'on leur a fait suivre. Et si cette excessive influence du régime vous étonne, de combien votre étonnement sera plus grand encore, si vous voulez bien examiner les prodiges que font les agriculteurs de ce même pays à l'égard de leurs animaux domestiques! Ecoutez, à ce sujet, un excellent travail de M. Royer-Collard (*), que la science et ses amis ont perdu beaucoup trop tôt. «Il y a un siècle, dit-il, l'Angleterre n'avait point d'agriculture, et, pour ainsi dire, point de bestiaux. Un homme parut, Bakewell, simple fermier de la paroisse de Dishley, qui entreprit de créer dans son pays des races d'animaux domestiques qui n'eussent pas d'égales au monde. Insouciant de la beauté qui tient à la grâce et à la proportion des formes, il eut uniquement en vue cette beauté purement relative, qui n'est, dans un animal, que la conformation la plus parfaite pour l'usage auquel on le destine. Ainsi, dans les bœufs réservés pour la boucherie, il voulut que les parties charnues, qui constituent les morceaux de choix, se dévelop-

---

(*) *Gazette médicale*, 1842.

passent avec un volume énorme, au préjudice des parties basses ou dites de rebut. Après quinze années d'essais, il put montrer une race nombreuse de bœufs, dont la tête et les os étaient réduits aux plus petites dimensions, les jambes courtes, la panse étroite, la peau fine et souple, tandis que la poitrine était vaste, l'intervalle qui sépare les hanches largement développé, et les masses musculaires si considérables, qu'elles formaient à elles seules plus des deux tiers du poids total de l'animal.

« Bakewell jugea que les cornes des bœufs étaient inutiles et souvent dangereuses; il créa des espèces complètement dépourvues de cornes. C'est encore à lui que l'Angleterre doit cette belle race de gros chevaux qui font le service du roulage de Londres. Lui seul est également parvenu à obtenir chez ses moutons de Dishley la réunion de deux qualités que certains agronomes regardent encore comme presque incompatibles, la finesse de la laine et le développement des parties charnues. La graisse, concentrée dans ces parties, s'y ramasse sous forme de pelotte serrée, et communique à la viande une saveur très remarquable.»

Et tout cela, cher Monsieur, tous ces beaux résultats, ces transformations, cette puissance créatrice pour ainsi dire, tout cela était dû au régime approprié au but que Bakewell poursuivait. N'est-ce pas le régime alimentaire qui modifie, change, améliore la nature des plantes? La différence entre les diverses espèces d'engrais, celle qui consiste dans la nature du sol, celle qui dépend de l'exposition, toutes ces conditions qui forment l'alimentation des végétaux ne produisent-elles pas des merveilles que l'homme n'admire pas assez parce qu'il les voit trop souvent?

Ne vous étonnez pas si j'insiste tant sur l'importance du régime alimentaire des malades. Ne vous étonnez pas si je vous dis que nos succès en dépendent, et qu'à cause de cela même je considère comme une décevante illusion ces traitements à domicile qui, à peu d'exceptions près, ne produisent rien ou peu de chose. C'est que le régime est mal suivi, il est irrégulier; on est exposé à des écarts, à des oublis, à des négligences de tout genre. Je n'en ai vu que trop d'exemples; aussi suis-je parfaitement fixé sur la valeur de toutes les belles déterminations qu'on a prises à ce sujet.

Maintenant que vous êtes à même d'apprécier à sa juste valeur l'importance du régime de nos malades, maintenant que vous savez que ce régime doit être subordonné aux indications qui résultent des différents états morbides, il est bon que je vous dise aussi que le traitement hydrothérapique, en vertu de l'action spéciale qu'il exerce sur nos organes, a des exigences qui lui sont particulières.

Rappelez-vous ce que je vous ai dit en parlant de la calorification. Vous savez que l'activité qu'on imprime à la production de la chaleur a pour conséquence immédiate la combustion de certaines parties de nos organes, et que ces parties sont principalement les atomes carbonés et hydrogénés. Il en résulte donc que l'alimentation devra fournir ces éléments en proportion de leur dépense. Or, l'hydrogène et le carbone entrent plus ou moins dans la composition de tous nos aliments. Tous les corps gras et les substances sucrées en contiennent en grande quantité. Priesnitz semble l'avoir deviné en prescrivant à ses malades beaucoup de lait, de beurre et de viande de porc. Nous arrivons au même but d'une manière moins uniforme, en faisant un choix plus convenable des substances alimentaires, et en nous guidant dans ce choix d'après les connaissances que la chimie nous fournit sur leur composition intime.

Ici encore, la faculté réactionnelle de chaque individu, si je puis dire ainsi, et l'énergie du traitement qu'on lui fait suivre, doivent nous servir de guides. Vous voyez donc que non seulement il nous faut tenir compte de la position particulière de chaque malade, de l'état présent de ses forces, de la nature de sa maladie, de la somme des pertes que lui fait éprouver le traitement, mais qu'il faut encore que nous connaissions la valeur alibile de chaque plat, sa préparation, sa composition, etc.

Eh! grand Dieu! ne savez-vous pas que le cerveau d'un médecin doit être une sorte d'encyclopédie vivante? Et comment pourrait-il en être autrement, puisque c'est la nature physique et morale de l'homme qui fait l'objet de nos études? Et l'homme, ce roi de la création, qui domine l'univers, dit-on, n'est-il pas à son tour sous la dépendance de tout ce qui l'entoure? chacune de ses pensées, la plus petite de ses actions, n'influent-elles pas sur son organisation délicate, mobile et si éminemment impressionnable?

Treizième Lettre.

Au même.

DE L'EXERCICE MUSCULAIRE.

Château de Longchêne, décembre 1851.

Vous savez bien ce qu'est la réaction; vous savez de quelle importance elle est dans le traitement hydrothérapique; vous savez aussi que, pour la développer et la maintenir, on recommande aux malades de prendre du mouvement d'une manière quelconque. Le mouvement développe donc la chaleur, c'est chose fort connue; mais comment cette chaleur se développe-t-elle sous l'influence du mouvement? comment d'ailleurs l'exercice musculaire influe-t-il favorablement sur la santé? Voilà les questions qu'il me reste à vous expliquer.

En parlant de la circulation du sang, je vous ai dit qu'il y a en nous deux espèces de sang: le sang artériel et le sang veineux. Le premier est d'un rouge écarlate; il contient de l'oxygène. Le second est d'un rouge foncé, presque noir; il est privé d'oxygène; il est désoxygéné. Or, plus cette désoxygénation est complète, plus le sang des veines est foncé en couleur; et plus cette couleur se r'approche de celle du sang artériel, plus il est resté d'oxygène dans les veines. Et c'est tellement vrai, que si vous tirez par la saignée du sang très noir, vous n'aurez qu'à l'exposer à l'air; aussitôt la surface du caillot rougira, tandis que les couches inférieures resteront foncées, parce qu'elles ont été à l'abri du contact avec l'oxygène.

Vous verrez tout à l'heure où tout cela va nous conduire, retenez seulement bien chacune de ces propositions. Rappelez-vous encore ceci : c'est que l'oxygène dont le sang artériel se dépouille en passant dans les veines, brûle, décompose nos tissus, mais qu'en même temps il en active la nutrition, il en accélère la rénovation. Pour mieux sentir les conséquences de ces phénomènes, prenons deux exemples. Voici un individu bien portant ou malade, n'importe; il vient de respirer, il a absorbé de l'oxygène, son sang artériel en est chargé, ce sang circule partout, il traverse tous les organes et il revient dans les veines, mais à peine a-t-il perdu sa couleur éclatante. Qu'en résulte-t-il? Il y a eu peu de matière organique brûlée, peu de chaleur produite; la décomposition a été insignifiante, le besoin de réparation sera peu sensible. Voici un autre individu dans des conditions opposées; son sang, en repassant des artères dans les veines, est devenu très noir. La cause de ce changement c'est la perte d'oxygène, et la conséquence de cette perte, vous la comprenez bien, c'est qu'il y a eu beaucoup de matière organique brûlée, beaucoup de chaleur produite, que la décomposition a été fort active, et que le besoin de réparation se fera sentir avec énergie.

Maintenant, quelle est la condition qui influe le plus puissamment sur cette différence dans le degré de transformation du sang? Et ici je ne parle pas des conditions vitales à l'abri de notre volonté, mais de la condition dont nous sommes maîtres, dont nous pouvons disposer. Cette condition, c'est le mouvement musculaire. Voici comment on peut s'en convaincre. Faites à un individu une saignée aux deux bras à la fois, et que cet individu remue les muscles d'un bras en laissant l'autre bras dans un repos absolu. Le sang du premier sera sensiblement plus noir que celui du second; le mouvement musculaire aura donc produit une désoxygénation plus complète, le repos aura retardé cette désoxygénation. Et puisque vous savez déjà quelles sont les conséquences de cette désoxygénation, vous en conclurez que plus vous aurez fait de mouvement, plus vous aurez détruit de matières organiques, plus vous aurez produit de chaleur. Tous les jours vous en faites l'expérience. Vous avez froid, vous marchez pour vous réchauffer; vos doigts sont glacés, vos pieds sont gelés, vous vous frottez les mains, vous battez la semelle, c'est-à-dire vous imprimez du mouvement aux muscles des parties refroidies.

Ce n'est pas tout encore. Vous admirez la force et le développement des bras de votre boulanger, vous avez vu ce danseur dont une jambe suffirait à en faire deux des vôtres; vous vous en rendez compte en disant que votre boulanger exerce plus particulièrement ses bras, tandis que le danseur exerce plus spécialement ses jambes. Cette raison est très juste, elle est très vraie; et si vous voulez l'approfondir davantage, vous vous direz que les membres de ces gens consument plus d'oxygène que les autres parties de leur corps, et que par conséquent la rénovation de la matière organique y est plus complète, la nutrition plus énergique. Car, examinez bien ces membres, ce n'est pas la graisse qui en augmente le volume, c'est un développement plus parfait de la fibre musculaire, c'est de l'embonpoint de bon aloi qui indique la vigueur.

Si donc de tous vos muscles vous faites

un usage pareil à celui des membres des gens dont je viens de vous parler, vous y produirez le même résultat, vous aurez développé la fibre, vous aurez augmenté l'énergie de la nutrition, vous aurez acquis une vigueur générale. Eh ! vous le savez bien ; vous savez que l'exercice vous donne de l'appétit, qu'il facilite vos digestions, qu'il donne de l'énergie à toutes vos fonctions ; vous savez que la vie active accroît vos forces et votre santé.

Vous comprenez donc pourquoi accordons-nous tant d'importance à l'exercice, pourquoi faisons-nous prendre à nos malades du mouvement de toutes les façons, c'est pour influer sur les muscles de la partie qui nous paraît avoir besoin d'être plus spécialement développée. La marche, le saut, la course, la natation, la danse même, les différents exercices gymnastiques, les travaux du jardinage, etc., nous fournissent autant de moyens d'occuper, d'exercer et de distraire en même temps nos patients ; car, il ne faut point l'oublier, un exercice monotone, sans objet, sans but, sans intérêt, fatigue l'esprit et ne peut être soutenu. Il faut quelque attrait dans tout ce qu'on fait, et pour les malades surtout, qui ont si souvent tant de sujets de préoccupation, d'ennui et de chagrin.

Comment vous dire, en terminant cette longue correspondance, cette lettre en plusieurs volumes, comment vous dire tout le plaisir que j'ai eu à causer avec vous? Mesurez ce plaisir par la dose de l'amitié que je vous ai vouée, vous la connaissez; le temps, ce grand destructeur de toutes choses, n'a, je vous assure, aucun empire sur les sentiments avec lesquels je suis, etc.

Quatorzième Lettre.

A Monsieur le docteur D.

DU CHOIX DE L'ÉTABLISSEMENT. — DES MALADIES AUXQUELLES L'HYDROTHÉRAPIE PEUT ÊTRE APPLIQUÉE. — DES EFFETS LES PLUS HABITUELS DU TRAITEMENT HYDROTHÉRAPIQUE.

Château de Longchêne, janvier 1852.

Vous me dites, Monsieur, que vous êtes à la recherche d'une position convenable pour la création d'un établissement hydrothérapique dont vous voulez doter votre pays. Vous faites appel à mon expérience, et vous me faites l'honneur de me demander un conseil. J'apprécie parfaitement tout ce que votre démarche a de flatteur pour moi, et je sens vivement le devoir qu'elle m'impose; je viens donc répondre, avec le plus grand empressement et de mon mieux, au désir que vous me manifestez.

Le premier point sur lequel doit se fixer votre attention, c'est sur la qualité et l'abondance des sources qui doivent alimenter votre établissement. Sous le rapport de la quantité, vous devez vous efforcer de réunir bien plus d'eau que vous ne croyez en avoir besoin, car il faut que dans le traitement de vos malades vous puissiez en disposer largement; il faut que vos bains, vos piscines et vos réservoirs soient renouvelés sans cesse, et que vos eaux servent aussi à animer, à embellir, à rafraîchir et vivifier tout le terrain dont sera entourée la maison que vous destinerez à l'habitation des malades. Quant à la qualité, vos eaux doivent être les plus pures et les plus fraîches possibles. Vous jugerez de leur pureté par la limpidité et la saveur. Les eaux qui ternissent la transparence du verre, celles qui forment un dépôt abondant au fond de la carafe, contiennent une trop grande quantité de sels calcaires; leur usage prolongé pourrait ne pas être sans inconvénient. Remarquez que je ne vous parle que de la trop grande quantité de ces éléments; c'est qu'une certaine dose de sels à base de chaux et particulièrement le carbonate calcaire doit s'y rencontrer; ce sel étant nécessaire aux mutations qui s'opèrent dans les parties osseuses de notre corps. Une analyse chimique bien faite vous donnera du reste à ce sujet tous les renseignements désirables ; et si elle vous donnait pour résultat une certaine dose de matières organiques faisant partie constituante de vos eaux, rejetez-les sans balancer, vous auriez à regretter de vous en être servi au traitement de vos malades.

La fraîcheur de vos sources doit avoir certaines limites. Il est bon que leur température ne descende pas au-dessous de 7 ou 6° centigrades. Vous ne rencontreriez qu'exceptionnellement des cas où les eaux plus froides pourraient convenir ; chez la plupart des malades vous vous trouveriez mal de leur emploi longtemps continué.

La saveur de vos eaux doit être un peu piquante et agréable ; ceci est un point très important. Les buveurs d'eau deviennent très gourmets et très difficiles à contenter. D'ailleurs, cette condition n'a pas seulement pour but de satisfaire le goût ; elle est toujours l'annonce d'une composition chimique convenable.

Les lieux où vous vous déciderez à planter votre tente doivent être entourés de sites variés et pittoresques. Evitez les paysages par trop sévères; ils élèvent l'âme, ils inspirent les sentiments de respect, d'admiration et de recueillement, mais ils n'égayent pas. Vos malades seraient plus portés à la résignation et aux aspirations vers l'éternité, qu'ils ne trouveraient des impressions de gaîté douce et consolante par le spectacle d'une nature sauvage. Or, ils viennent vous demander la santé ; cela prouve qu'ils veulent vivre et qu'ils aimeraient à vivre agréablement. Mettez donc sous leurs yeux les tableaux qui peuvent faire penser qu'on trouve quelque joie en ce monde. Recherchez de préférence une nature riante, animée, gaie. Fixez-vous surtout dans un pays où l'air soit salubre, loin des effluves des marais, loin des émanations des gaz délétères que jettent dans l'air les établissements industriels, près d'un cours d'eau qui rafraîchit et purifie l'atmosphère, à peu de distance d'un grand centre de population offrant des ressources qui rendent la vie matérielle plus facile et la vie morale moins sévère.

Que votre habitation soit située sur un point élevé; qu'elle domine, s'il est possible, une certaine étendue de pays. Rien ne dispose plus à la mélancolie et à la tristesse qu'un paysage resserré, que le défaut d'espace. Les appartements de votre maison doivent être vastes, commodes, bien aérés; leur ameublement doit réunir le confortable à la simplicité. Que vos malades se plaisent chez eux quand ils peuvent y rester; mais qu'ils n'y soient point retenus par ce raffinement de luxe qui pousse à la nonchalance et à la mollesse.

Ayez dans votre intérieur de vastes salons pour la vie en commun. Réunissez-y tout ce qui pourra rendre vos réunions agréables en les mettant à l'abri des violentes passions que font naître les jeux du hasard. Ayez un billard, ayez un piano, des instruments de musique, des journaux, des livres, de belles promenades, et surtout efforcez-vous de faire régner dans votre future république la douce intimité, un certain sans-gêne joint à l'observation rigoureuse des convenances sociales, un laisser-aller digne et de bonne compagnie.

Qu'autour de votre établissement on trouve un terrain varié; qu'on puisse monter et descendre, marcher à plat au soleil et à l'ombre; qu'on puisse courir et sauter au besoin, qu'on puisse se réunir ou s'isoler. Cette disposition du sol vous est d'ailleurs très nécessaire pour l'organisation de vos appareils de traitement. Il faut que vous trouviez pour vos douches une chute naturelle d'au moins vingt pieds, et il faut aussi que vous puissiez établir ces douches un peu loin de la maison d'habitation. Vous obligerez ainsi vos malades à prendre avant et après l'exercice nécessaire. Sous ce rapport vous aurez souvent à batailler ocntre les récalcitrants, et je vous réponds qu'il vous arrivera d'en rencontrer.

Ne dédaignez pas, Monsieur, d'accorder une attention spéciale à l'organisation de votre table : qu'elle soit simple mais suffisamment variée, abondante, mais sans profusion. Que surtout l'alimentation de vos malades soit de bonne qualité, sans trop d'apprêt ; qu'elle n'excite point, qu'elle n'expose pas à trop de tentations.

Vous devez présider aux repas, y prendre votre part, et en tout prêcher d'exemple. Mais ne croyez pas qu'à l'instar de quelques médecins allemands, vous devez vous condamner à ne boire que de l'eau parce que vous la conseillez à vos malades. Pourquoi renonceriez-vous à vos habitudes si votre santé ne l'exige point ? Arrangez votre table de façon à placer les uns à côté des autres les gens qui se conviennent : rien de plus désagréable que d'avoir deux fois par jour, et surtout pendant les repas, des voisins ou des vis-à-vis avec lesquels on ne sympathise pas. Placez à côté de vous les gens dont le régime a besoin de précautions spéciales, dont la tempérance vous laisse quelques doutes ; d'un petit signe vous pourrez les avertir, leur rappeler leurs promesses et leurs déterminations. Ne vous découragez pas par leur mauvaise humeur du moment : ils reconnaîtront par la suite vos bons offices, et vous en sauront gré.

Peut-être feriez-vous bien, avant de donner suite à vos projets, d'aller voir par vous même, de visiter quelques établissements hydrothérapiques. Vous en trouverez déjà en France une demi-douzaine, vous en verrez quelques-uns en Suisse, vous en rencontrerez beaucoup en Allemagne. Il y a peu de temps encore, je vous aurai conseillé d'aller avant tout à Græffenberg, non pas pour voir Græffenberg, mais pour voir Priesnitz, pour l'observer à l'œuvre. Hélas ! Priesnitz n'est plus : il est mort à la fin de l'année dernière. L'hydrothérapie lui survivra, mais je crains bien que Græffenberg ne perde son prestige. Priesnitz, avant de mourir, a désigné un héritier qui devait lui succéder dans la direction de l'établissement. Je ne connais pas le successeur, mais quel que soit son mérite, je redoute qu'il ne soit pas à la hauteur de la tâche que son prédécesseur lui a léguée.

Une fois votre parti pris, vos renseignements recueillis, votre maison créée et organisée, imposez-vous comme le premier des devoirs un choix scrupuleux de vos malades. Il faut que vous soyez sûr, deux fois sûr de les guérir ou d'améliorer leur santé, avant de leur conseiller le traitement ; votre conscience vous le commande, et votre intérêt y trouvera son compte. Votre réputation de sincérité bien établie influera beaucoup sur le moral de ceux que vous aurez accueillis ; ils sauront qu'acceptés par vous, ils sont en droit d'attendre un bon résultat du traitement que vous leur appliquez. Non seulement ils seront ainsi plus soumis à vos conseils, mais la disposition de leur esprit, l'espérance et la consolation dont leur cœur sera rempli, les mettront dans des conditions plus favorables à leur rétablissement.

Les maladies contre lesquelles vous pourrez avoir recours au traitement hydrothérapique avec l'assurance du succès sont d'ailleurs très nombreuses. Vous savez bien que cette variété infinie d'affections nerveuses, que les maladies de l'estomac et des intestins, que les hypertrophies ou irritations du foie ou de la rate, que les engorgements en général et ceux de la matrice en particulier, que les maladies de l'appareil génital de la femme, que les affections hémorrhoïdaires, les cachexies goutteuses, rhumatismales, chlorotiques, scrofuleuses et dartreuses, que tous ces états morbides si nombreux, si variés et malheureusement si fréquents, sont du domaine de l'hydrothérapie. Pourvu toutefois qu'il n'y ait point de désordres organiques, des lésions matérielles contre lesquelles vous échoueriez, vous pourrez espérer quelque succès dans les paralysies des membres, lorsqu'elles ne dépendent que de l'irritation des centres nerveux, mais vous ferez de vains efforts quand ces malheureuses affections seront l'expression d'un commencement de ramollissement du cerveau ou de la moelle épinière. Vous ne devrez point recourir au traitement hydrothérapique pour les individus atteints ou seulement menacés de phthisie pulmonaire; mais vous réussirez dans les bronchites chroniques dans l'asthme nerveux de la poitrine, dans les inflammations du larynx. Vous ne recevrez point ceux chez lesquels il y a un commencement d'hypertrophie ou de dilatation du cœur, et vous distinguerez soigneusement ces affections des simples palpitations nerveuses. Dans les glandes squirrheuses des seins chez les femmes, votre traitement préparera très favorablement les malades à l'opération qui est inévitable; il en assurera le succès et diminuera de beaucoup les chances de rechute.

C'est vous dire, Monsieur, que vous aurez à apporter toute votre attention à l'examen des malades qui se présenteront pour suivre le traitement à votre établissement. C'est vous dire aussi qu'en hydrothérapie comme dans toute la médecine le diagnostic forme la base de la pratique, et cela non-seulement pour distinguer les cas qui offrent l'assurance du succès de ceux qui n'en présentent point, mais aussi pour appliquer et diriger le traitement convenable à chaque particulier.

Lisez beaucoup, Monsieur, observez plus encore, pendant les heures de traitement, pendant celles des repas, en promenade, au salon, au jeu, partout et toujours. Que votre attention soit aussi soutenue que discrète. Tenez grand compte de toutes les dispositions morales. Remontez les uns, grondez les autres, consolez, encouragez, dites la vérité à tous. Notez tout avec la plus scrupuleuse persévérance.

Vous verrez, dans le cours du traitement hydrothérapique, des modifications toutes spéciales du côté de diverses fonctions ; tenez grand compte de ces modifications, recherchez-les, redressez-les selon les indications, selon le but que vous vous serez proposé.

Les changements les plus constants et les plus favorables sont ceux que vous observerez dans les fonctions digestives, dans celles de la peau, dans la calorification, dans l'état des forces générales. Vous vous apercevrez que presque tous vos malades auront acquis promptement beaucoup d'appétit, et que leurs digestions deviendront en même temps, relativement au point de départ, infiniment plus faciles. Vous verrez la calorification acquérir un degré de développement plus considérable, et la répartition de la chaleur devenir plus régulière; les parties sujettes au refroidissement, celles exposées à une chaleur incommode par l'afflux trop abondant du sang, se remettront sous ce rapport dans un état de parfait équilibre. C'est vous dire que la circulation du sang aura acquis un jeu normal et régulier. Vous verrez vos malades braver impunément et sans en souffrir les changements subits de température, le froid, le soleil, l'humidité; vous les verrez supporter des courses lointaines sans peine ni fatigue; et, du côté moral, vous verrez renaître l'espérance et la gaîté.

Tous ces changements si favorables arriveront promptement chez les uns, un peu plus tard chez les autres. Il est bon cependant que vous soyez prévenu que chez quelques-uns il y aura d'abord une certaine recrudescence du côté de quelques symptômes morbides. Rassurez-les, cette circonstance ne constitue pas une contre-indication ; elle indique seulement que le traitement ébranle fortement l'organisme, et que la lutte entre la maladie et la force vitale s'établit. Surveillez cette lutte, elle se terminera à l'avantage du malade ; modérez dans ces cas l'activité du traitement, pour rendre la perturbation moins pénible.

Il vous arrivera aussi très souvent de voir, après une amélioration notable et générale, se manifester un état d'accablement, de malaise, de découragement ; c'est le moment de suspendre le traitement pendant quelques jours, il n'en sera que mieux supporté par la suite, et il n'en fera que plus d'effet.

Je dois ajouter à ce que je vous ai déjà dit sur les fonctions digestives que parfois, au début surtout, vous observerez chez vos malades de la diarrhée ; n'y faites point attention : le plus souvent elle se dissipe sans qu'on soit obligé d'y porter remède. Dans d'autres cas, plus rarement, ce sera tout l'opposé ; les malades se plaindront d'une constipation opiniâtre. Il faut avoir soin d'y remédier sans retard ; cet état se prolongeant pourrait avoir des inconvénients.

Le sommeil de vos malades sera en général calme et réparateur. Dans quelques cas cependant, ils se plaindront de l'insomnie; c'est le cas de rendre le traitement moins actif, d'employer des enveloppements calmants, et de restreindre de beaucoup la quantité des aliments au dernier repas.

Au bout d'un certain temps de traitement, la plupart de vos malades offriront à votre observation des phénomènes critiques consistant en éruptions de tout genre, furoncles, quelquefois abcès. Ces phénomènes auront lieu particulièrement sous les compresses, sous la ceinture mouillée le plus souvent. Il faut favoriser leur développement et ne point s'inquiéter du mouvement fébrile qui les accompagne parfois.

Une circonstance fort importante aussi que je dois signaler à votre attention, c'est que très souvent, dans le cours du traitement, vous verrez reparaître des symptômes d'anciennes affections dont vos malades avaient été atteints et dont ils n'étaient qu'imparfaitement guéris. Vous considérerez cela comme un signe très favorable; il n'est dû en effet qu'à l'action énergique du traitement, qui en triomphera s'il est continué avec persévérance.

Quant à l'usage des médicaments conjointement avec l'application de l'hydrothérapie, il peut, dans quelques cas spéciaux, vous rendre des services réels. Chez les goutteux, vous vous trouverez bien de l'emploi simultané des moyens hydriatriques et des alcalins; dans les anciennes syphilis et dans les scrofules, les préparations iodées vous seront fort utiles; donnez du fer à vos chlorotiques; mais n'ayez que rarement recours à la pharmacie. Le plus souvent vous vaincrez sans elle, et peut-être même, dans ces cas, votre victoire sera-t-elle plus complète.

Que vous dirai-je de plus, Monsieur? Je suis heureux de vous compter pour collègue, et serai charmé si vous voulez bien me tenir au courant de vos travaux.

FIN.

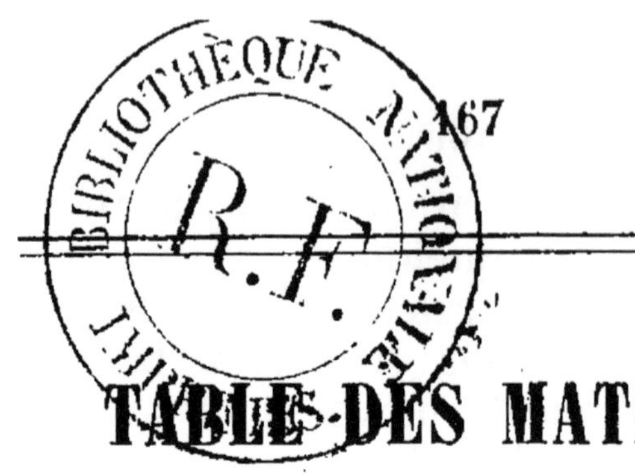

TABLE DES MATIÈRES.

Lyon. — Imprimerie de Rodanet, rue de l'Archevêché, 3.

www.ingramcontent.com/pod-product-compliance
Ingram Content Group UK Ltd.
Pitfield, Milton Keynes, MK11 3LW, UK
UKHW012220240726
13966UKWH00003B/858

9 782012 397798